Die Yogi-Methode

systemed

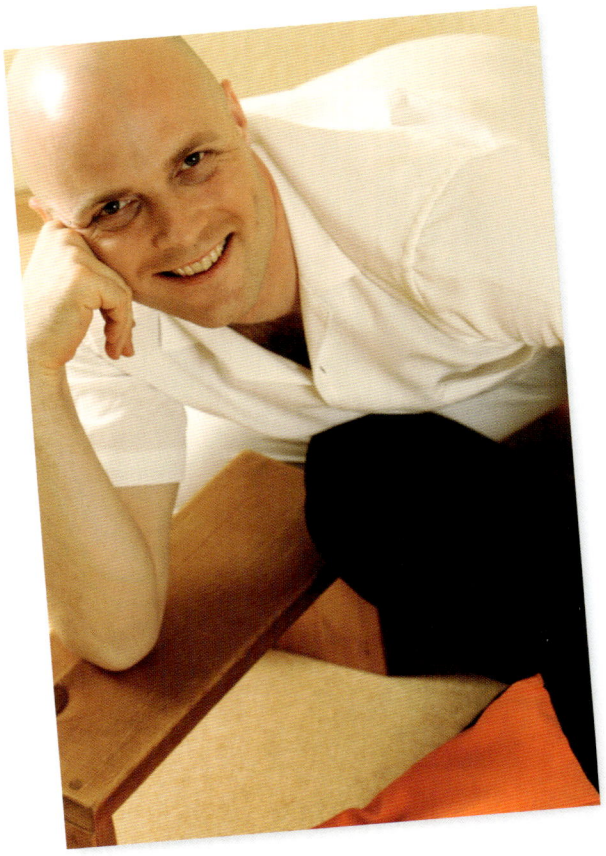

Über den Autor

Erfolgsautor und Yogameister Marcel Anders-Hoepgen, Jahrgang 1973 (Master of Healthcare Management), lernte seit früher Kindheit verschiedenste Techniken zur Körper- und Geisteskontrolle. Den Yoga-Meister-Grad erlangte er unter der Führung von Shri Yogi Hari, bei dem er 12 Jahre lang lernte. Marcel Anders-Hoepgen entwickelte ein effektives und ganzheitliches System für Stressbewältigung, einem gleichmäßigen körperlichem Training und harmonischen Geisteserhebung. Er ist der Begründer der Yoga-Excellation Methode

Marcel Anders-Hoepgen

Die
Yogi-Methode

30-Tage-Challenge
zur achtsamen Ernährung

vegan – ayurvedisch – yogisch

 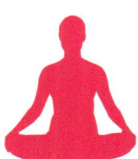 

systemed

Inhalt

Übungen 170

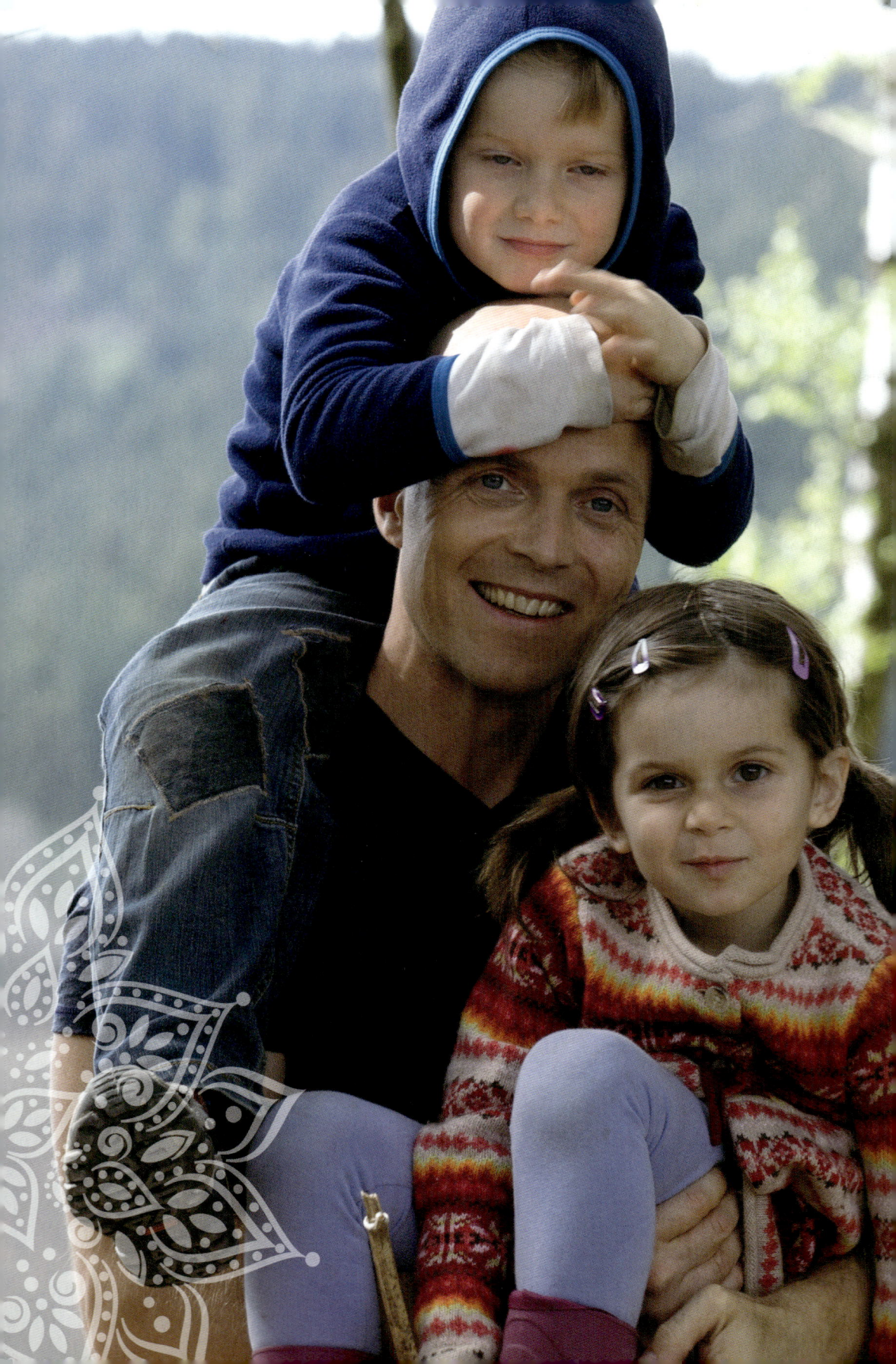

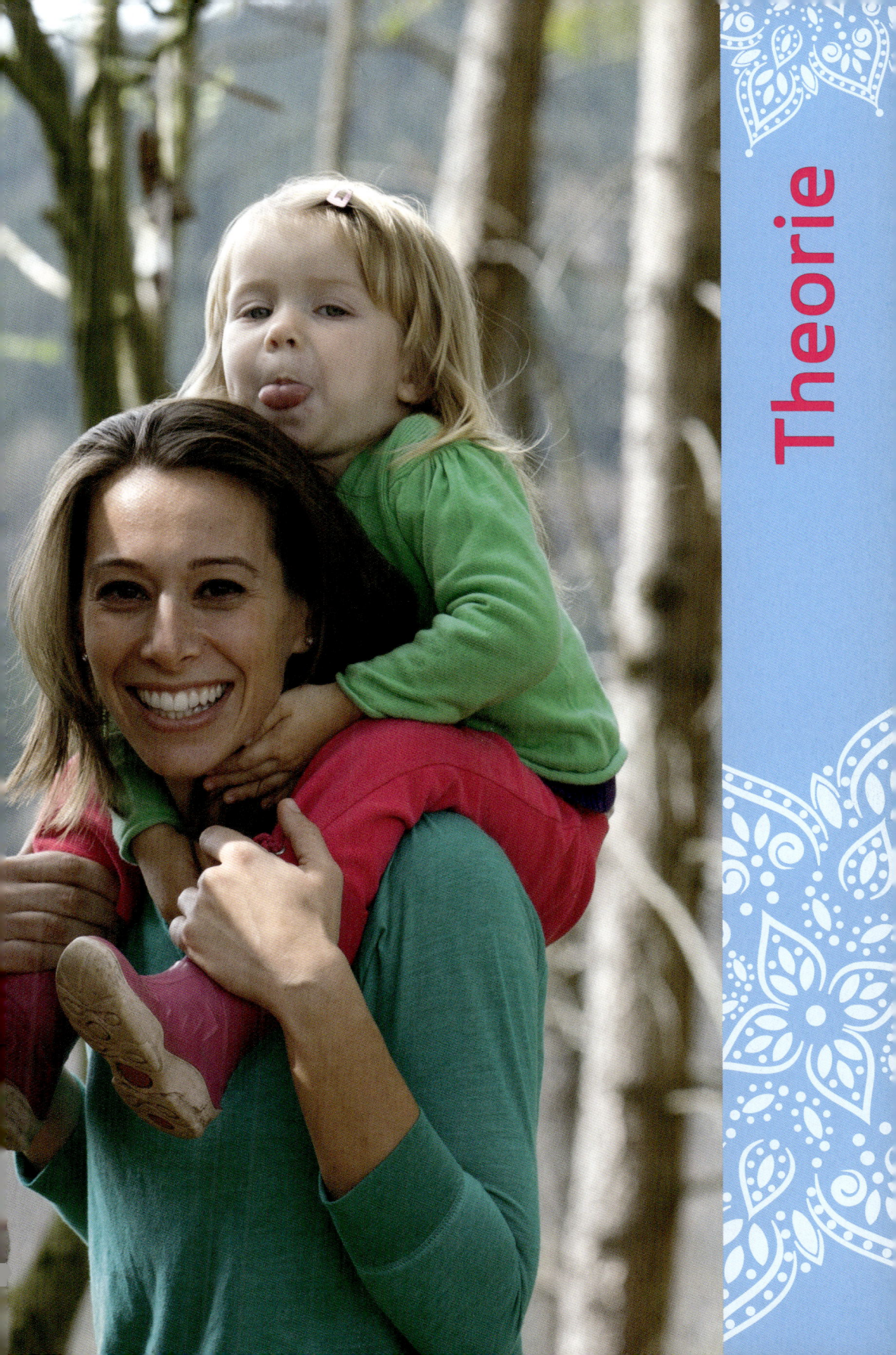

Die Yogi-Methode

Herzlich willkommen zur Yogi-Methode. In diesem 30-Tage-Programm geht es vornehmlich darum, Einfluss auf unseren Geist, die Emotionen und die Gesundheit zu nehmen und dadurch einen Zustand anhaltender Zufriedenheit zu erreichen. Die Yogi-Methode beschreibt einen ganzheitlichen Ansatz aus bewusster, achtsamer Ernährung und gezielten Übungen, die das Verdauungssystem anregen und Körper und Geist kräftigen. Abgerundet wird das Ganze durch eine Prise geistiger Inspiration.

Dieses Buch ist weder nur Kochbuch noch Anleitung zum Kalorienzählen, Ab- oder Zunehmen. Die Yogi-Methode hat in erster Linie die geistige Gesundheit, den Zustand der Ausgeglichenheit und Konzentration im Sinn. Aus Sicht des Yoga kann diese anhaltende Zufriedenheit nur erreicht werden, wenn der Geist klar und ruhig ist. Die Yogi-Methode bietet einen einfachen, effektiven und sicheren Weg, diesen Zustand zu erreichen. Dabei spielt die Ernährung eine äußerst wichtige Rolle. Deshalb werden wir sie aus verschiedenen Blickwinkeln betrachten, um so zu verstehen, wie viele Bereiche unseres Lebens von ihr beeinflusst werden.

Yoga – Deine persönliche Lebensweise

Die Yogi-Methode ist kein Dogma, das genau vorschreibt, was man tun muss. Sie ist ein Vorschlag, eine Anregung, die auf dem Wissen und der Erfahrung der Yogis beruht, die über Generationen hinweg weitergegeben wurden. Yoga ist ein ganzheitliches

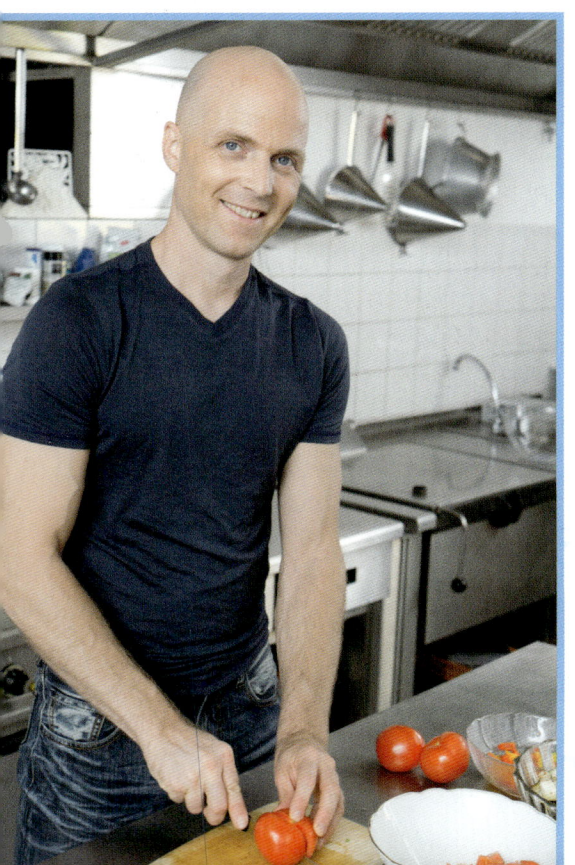

System, das weit über das »Körperverbiegen« hinausgeht. Es ist eine Wissenschaft, die eine harmonische Entwicklung von Körper, Geist und Seele unterstützt. Sie muss erfahren und erlebt werden. Yoga beinhaltet Körper- und Konzentrationsübungen, Anleitungen zur richtigen Ernährung, Mediationen, Konzentration auf Musik sowie die Arbeit mit den Emotionen und dem Intellekt. Die Yogis bieten all diese verschiedenen Übungen an, damit die angestrebte Entwicklung auch von jedem Menschen erreicht werden kann. Da jeder Mensch anders ist, wird von niemandem verlangt, dass er dem Vorgegebenen einfach blind folgt. Genauso ist es auch mit den Ernährungsanregungen in diesem Buch: Ich erwarte nicht, dass du einfach alles schluckst, was ich dir hier »vorsetze«. Wenn dir ein Gericht nicht schmeckt, ersetze es durch ein anderes aus den 30 Tagen. So verhält es sich auch mit den Übungen. Eine Ernährungsumstellung und das Gewöhnen an andere Geschmacksrichtungen brauchen immer etwas Zeit, aber lasse dich doch mal für 30 Tage darauf ein. In dieser Zeit hat sich der Geist gut an die Umstellung angepasst, sodass du die Veränderungen auf geistiger, emotionaler und körperlicher Ebene wahrnehmen kannst.

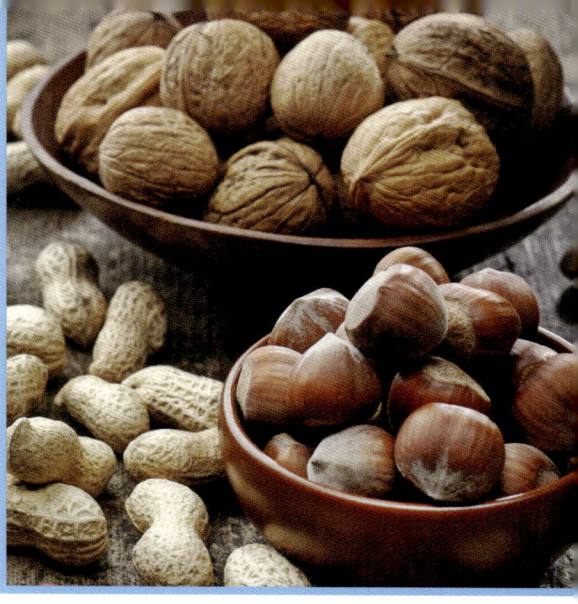

Nimm durch die Ernährung Einfluss auf Körper, Geist und Emotionen.

Ich möchte dich in diesem Buch mit »Du« ansprechen, da ich denke, dass man sich in einer entspannten Atmosphäre immer besser auf Neuerungen einlassen kann. Ich werde in den nächsten 30 Tagen mit Übungen, Inspirationen und Gerichten sehr intensiv in deinem Leben sein und freue mich auf diese Zeit. Ich wünsche dir ein tolles Erlebnis und viele positive Aha-Momente.

Im Folgenden werde ich versuchen zu erklären, was die Yogi-Methode alles beinhaltet und wieso das (zumindest aus meiner Sicht) Sinn macht beziehungsweise wieso diese Methode so effektiv ist. Ich kann natürlich nicht alles auf einmal erklären, sei also bitte etwas geduldig mit mir.

Ernährung ist wie *Religion*

Seit vielen Jahren bitten mich die Teilnehmer meiner Yoga- und Meditationskurse und meine Bekannten darum, ein Buch über yogische Ernährung zu schreiben. Ich habe mich bislang immer ein bisschen dagegen gesträubt. Zum einen, weil Ernährung ähnlich

> **Ernährung ist etwas sehr persönliches, etwas mit dem wir uns bewusst oder unbewusst identifizieren.**

wie Religion ein Thema ist, bei dem die meisten Menschen sich sehr schnell angegriffen fühlen. Ernährung ist etwas sehr Persönliches, etwas, mit dem wir uns bewusst oder unbewusst identifizieren. Sie ist unser ständiger Begleiter und bestimmt einen Großteil unseres Tages. Sie erfordert Routine und Regelmäßigkeit und bietet dadurch einen gewissen Halt. Rüttelt man an diesem Halt, erzeugt das Angst, die wiederum Aggression hervorruft. Deshalb sind Anregungen zur Veränderung verständlicherweise oftmals nicht willkommen oder gar vollkommen unerwünscht.

Menschen, die bewusst einen bestimmten Ernährungsstil wählen, fühlen sich angegriffen, da sie denken, dass man ihre Entscheidung nicht respektiert, wenn man Veränderungen vorschlägt. Und Menschen, die sich nicht so sehr um die Ernährung kümmern, fühlen sich schlecht, weil sie wissen und spüren, dass das, was sie essen, ihnen nicht gut tut. Bislang hatten sie aber nicht die Energie oder die Motivation, etwas zu verändern.

Und dann gibt es noch die Menschen, die sehr interessiert sind, aber schnell den Mut verlieren, wenn sie hören, was man alles verändern könnte. Ich höre oft Kommentare wie: »Oh mein Gott, eine solche Umstellung schaffe ich nie!« oder »Was denken denn die anderen darüber?« Oft fangen sie darum noch nicht einmal mit einer Veränderung an. Ich werde in dem Kapitel »Umstellung in kleinen Schritten« näher auf den Prozess der Umstellung eingehen. Zunächst möchte ich jedoch über das andere Hindernis auf diesem Weg sprechen: die soziale Akzeptanz.

Die soziale Akzeptanz

Unser Zusammenleben wird von vielen öffentlichen und unterschwelligen Regeln und Richtlinien bestimmt. Man fährt nicht über rote Ampeln, mäht am Sonntag nicht den Rasen, sagt Danke und Bitte und pinkelt nicht mitten auf die Straße.

Manche dieser Regeln sind als Gesetze festgehalten, andere werden gelebt, da sie von der Gesellschaft gewünscht werden. Hierzu gehört auch, was, wann und wo man isst. Ich bin mir ziemlich sicher, dass die Antworten doch sehr übereinstimmend wären, wenn man wahllos Menschen auf der Straße fragen würde, was sie mit den Uhrzeiten 8, 12 und 18 Uhr verbinden.

Diese Regeln sind für einen reibungslosen Ablauf in der Gesellschaft vielleicht auch sinnvoll, müssen aber für die individuelle Gesundheit und damit langfristig gesehen auch für die Gesundheit der Gesellschaft nicht unbedingt das Beste sein.

Wie bereits erwähnt, spüren wir alle, was gut für uns ist und was nicht. Wir trauen uns aber oft nicht, diesem inneren Wissen nachzugehen, da es nicht mit den inoffiziellen Regeln der Gesellschaft konform geht. Unser innerstes Bestreben ist das Erreichen eines Zustandes der Harmonie und Ausgeglichenheit

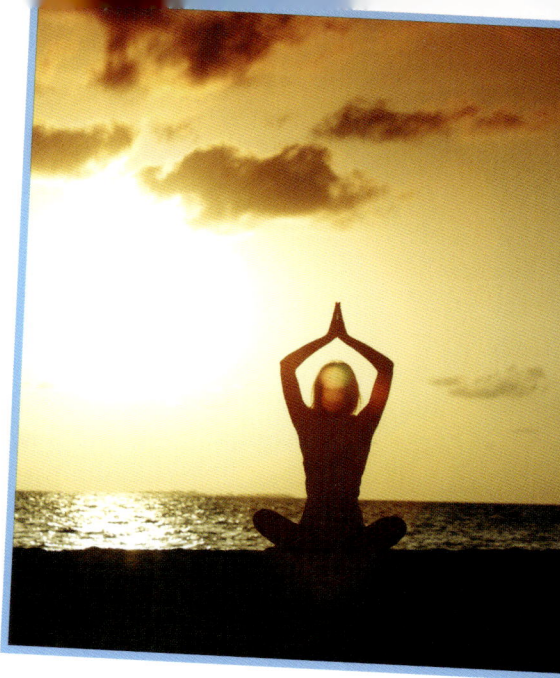

Wir spüren, was gut für uns ist und was nicht.

(siehe Seite 15), weswegen wir oft Konflikt und Konfrontation vermeiden. Wir erzeugen hierdurch aber weder Harmonie noch Ausgeglichenheit, sondern oberflächlichen Frieden und Angepasstheit.

Zum Glück sind diese inoffiziellen Regeln aber nicht in Stein gemeißelt, wodurch Veränderungen für einen größeren Teil der Gesellschaft möglich werden.

Denken wir beispielsweise mal 20 bis 30 Jahre zurück, als vegetarische Essen (man mag es nicht wirklich Gerichte nennen) in vielen Restaurants daraus bestanden, dass man recht lieblos angerichtetes Dosengemüse serviert bekam. Wohingegen es heutzutage kaum noch Restaurants gibt, die nicht zumindest zwei bis drei vegetarische Gerichte anbieten.

Ich kann mich noch gut daran erinnern, dass ich einmal ein Foto meiner Großmutter gesehen habe, auf dem sie eine Zigarette raucht. Ich war sehr erstaunt, da sie eigentlich immer sehr auf ihre Gesundheit geachtet hat. Als ich sie fragte, wieso sie geraucht hat, antwortete sie: »Das machte man halt so. Jeder hat damals geraucht. Aber ich mochte es nie.«

Dei Intelligenz des Körpers

Überträgt man das auf die Ernährung, wird sicherlich jeder von uns einige solcher Erinnerungen haben. Wie oft hat man schon Dinge gegessen, die einem nicht schmeckten oder von denen man wusste, dass sie einem nicht gut tun, nur um andere

> Wenn wir auf unsere innere Stimme hören, bieten wir Körper und Geist die Möglichkeit, gesund und harmonisch zu funktionieren.

nicht vor den Kopf zu stoßen? Ich persönlich habe unzählige solcher Erinnerungen. Wir wurden zum Essen eingeladen und die gesellschaftliche Regel besagt, dass man das Essen des Gastgebers isst und genießt. Wie oft ich mich schon als Kind durch solches Essverhalten körperlich unwohl gefühlt habe, kann ich nicht zählen. Ein klares Zeichen, dass mein Körper dieses Essen nicht wollte. Aber die gesellschaftliche Regel »zwingt« uns, die körpereigene Intelligenz in solchen Momenten zu unterdrücken und es »runterzuschlucken«. Wir schlucken nicht nur das Essen, sondern auch unser eigenes Empfinden, die körperliche Intelligenz, unsere Meinung und unseren gesunden Menschenverstand. Und das kann auf Dauer nicht gesund sein.

Wenn wir stattdessen wieder lernen, auf unsere innere Stimme zu hören, bieten wir Körper und Geist die Möglichkeit, gesund und harmonisch zu funktionieren. Der Effekt wird eine sprichwörtlich »strahlende Gesundheit« sein, die andere Menschen inspiriert oder zumindest keinen Zweifel daran lässt, dass das, was du tust, richtig für dich ist.

Du wirst durch eine solche Lebensumstellung sicherlich immer wieder auf Irritation und Unverständnis in deinem gesellschaftlichen Umfeld stoßen. Halte dir dann immer wieder vor Augen, worum es geht: dein körperliches und geistiges Wohlbefinden! Niemand sollte sich bedroht oder unwohl fühlen, wenn du dich um dein eigenes Wohlbefinden kümmerst. Du schadest damit ja niemandem, sondern sorgst dafür, dass zumindest eine Person auf diesem Planeten, du, etwas zufriedener und ausgeglichener ist. Probiere nicht, andere von deiner Lebenswahl zu überzeugen, sondern lasse jedem Menschen seinen eigenen Weg. Wenn deine Veränderung andere anspricht und sie neugierig macht, werden sie schon zu dir kommen und fragen. Wenn andere Menschen mich nach meinem Lebensstil fragen und meine Ernährung kritisieren, lächle ich nur und sage: »Du musst das ja nicht so machen wie ich, aber für mich fühlt es sich halt gut an, es macht mich ruhig und zufrieden.« Die meisten Menschen können das akzeptieren und lassen mich dann in Ruhe.

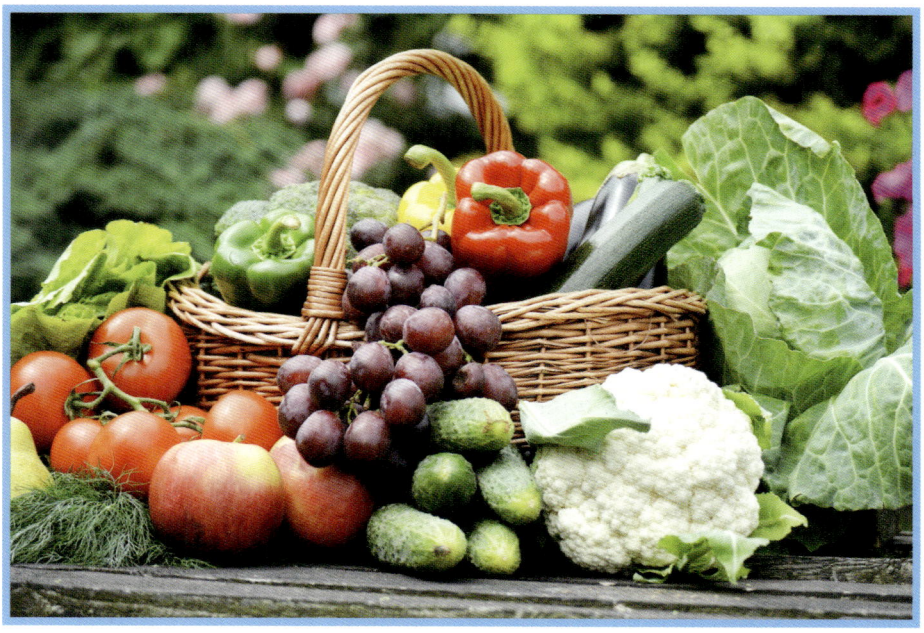

Ernährung und Diät

Ein weiterer Grund dafür, dass die meisten Menschen eher gereizt auf Ernährungsanregungen reagieren, ist die Assoziation mit Diät und müßiger Gewichtskontrolle. Wir wissen alle, wie es ist, wenn man sich dick fühlt. Wir alle kennen den Moment, in dem man sich in seinem Körper nicht mehr wohlfühlt oder das Bild im Spiegel nicht mehr mag. Dieses Gefühl resultiert dann in dem Bestreben, durch eine Diät abzunehmen. Diäten mit dem reinen Ziel, Gewicht zu verlieren, sind immer mit Verzicht verbunden. Meistens muss man dabei auf Dinge verzichten, die man eigentlich sehr zu mögen glaubt (siehe Seite 31), was Stress auslöst. Dieser erlebte »Mehr-Stress« ist oft der Grund dafür, dass man Diäten nicht dauerhaft durchhalten kann. Man erlebt dann den ungeliebten Jo-Jo-Effekt und fühlt sich frustrierter als zuvor.

Es geht in diesem Buch nicht um Gewichtskontrolle, sondern darum, wie man durch Ernährung (kombiniert mit Körperübungen und Achtsamkeit) bewusst entstressen und ein Gefühl der inneren Zufriedenheit erzeugen kann. Ich möchte deshalb noch mal ganz bewusst darauf hinweisen, dass die Yogi-Methode keine Diät, sondern eine

Es geht nicht um Gewichtskontrolle, sondern darum ein Gefühl der anhaltenden Zufriedenheit zu erzeugen.

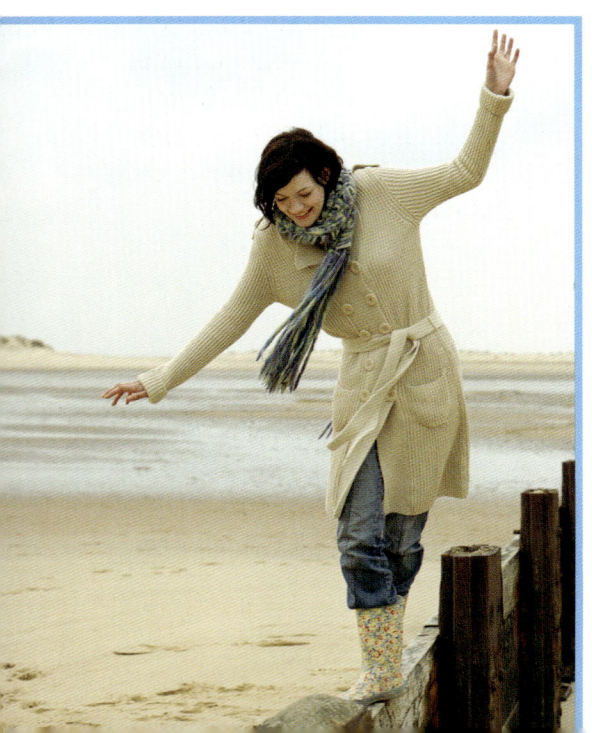

Unterstützung für ein gesünderes, zufriedeneres Leben ist. Wenn du dich in deinem Geist wohlfühlst, gibt es nichts, was dich anhaltend aus der Ruhe bringen kann. Du wirst mehr Energie und Konzentration haben, als du dir vorstellen kannst, sodass du alles schaffen wirst, was du dir ernsthaft vornimmst.

Gehen wir noch mal ein paar Sätze zurück zu dem Punkt, dass wahrscheinlich jeder Mensch der westlichen Zivilisation schon einmal das Gefühl hatte, zu dick zu sein oder sich so nicht mehr wohlzufühlen. Dieses Gefühl hängt oft auch mit dem gesellschaftlichen Schönheitsideal zusammen, ist aber vor allem ein persönliches Empfinden. Denke mal an einen Top-Sportler, der durch seine Disziplin und unablässiges Training einen Zustand körperlicher Höchstform erreicht hat. Der Körperfettanteil solcher Sportler liegt etwa bei neun Prozent und man sieht den heiß begehrten 6-Pack oder sogar den 8-Pack. Wenn dieser Sportler nun ein paar Wochen weniger trainiert und nicht so sehr auf die Ernährung achtet, steigt der Körperfettanteil etwas, vielleicht auf zehn oder elf Prozent. Wir würden diese kleine Veränderung kaum wahrnehmen und zu Recht immer noch denken: »Wow, der sieht fit aus!« Er wird aber wahrscheinlich in den Spiegel schauen und denken:

»Wow, ich sehe fett aus!« Und ganz egal, wie viele Menschen ihm sagen werden, dass er spinnt und sich nicht so anstellen soll, wird er sich so nicht wohlfühlen.

Aber genau darum geht es: Wir wollen einen Zustand erreichen, in dem wir uns wohlfühlen. Wie der von außen betrachtet wirkt, ist vollkommen individuell und verändert sich im Laufe der Zeit. Das Wohlfühlen in und mit dir selbst wird zwar von dem äußeren Erscheinungsbild beeinflusst, hängt aber vor allem mit dem inneren Zustand der Ausgeglichenheit zusammen, den wir durch die Yogi-Methode erreichen wollen.

Ausgeglichenheit durch Gesundheit

Um den Zustand der Ausgeglichenheit zu erreichen, brauchen wir vor allem gute Gesundheit und Zufriedenheit. Wieso gute Gesundheit so wichtig ist, wird uns leider oft erst bewusst, wenn wir sie verlieren, beispielsweise durch eine Grippe. Plötzlich tut alles weh, der Kopf funktioniert nicht richtig, man fühlt sich elend und wünscht sich nichts sehnlicher, als wieder gesund zu sein. Oder wenn der Rücken schmerzt, wird auf einmal jede normalerweise selbstverständliche Bewegung zur Herausforderung. Man kann kaum allein von einem Stuhl aufstehen, sich die Schuhe anziehen und selbst das Husten wird fast unmöglich. Man fühlt sich wie ein alter Mensch und will bloß, dass der Schmerz aufhört.

In solchen Zeiten wird unsere Aufmerksamkeit stark vom Nichtgesund-sein in Anspruch genommen. Der Geist konzentriert sich unablässig auf den Schmerz, wodurch die Zufriedenheit noch weiter sinkt. Man konstruiert sein eigenes geistiges Gefängnis aus schlechten Gedanken. Die eigentliche Schmerzquelle verliert also ihren Rang als Übeltäter und wird vom auf Schmerz trainier-

> Trainiere den Geist darauf fröhlich, zuversichtlich und glücklich zu sein. Das ist die beste Medizin.

ten Geist abgelöst. Durch die bewusste Arbeit mit Yogaübungen, Ernährung und geistiger Inspiration in der Yogi-Methode erzeugen wir jedoch neue »gesunde« Gedankenmuster, die den Geist darauf trainieren, fröhlich, zuversichtlich und glücklich zu sein. Und das ist die beste Medizin.

Was ist Ernährung?

In Nachschlagewerken wird Ernährung bei Lebewesen definiert als die Zufuhr von organischen und anorganischen Nährstoffen. Mit diesen Stoffen wird die Körpersubstanz aufgebaut oder erneuert. Außerdem decken sie den notwendigen Energiebedarf für alle Lebensvorgänge. Diese Definition beschreibt recht gut, was die meisten Menschen unter Ernährung verstehen: Man muss essen und trinken, um den Körper mit allen notwendigen Stoffen und Energien zu versorgen, damit er funktionieren kann.

Ein solches Verständnis ist aber sehr einseitig, da es sich nur auf das rein körperliche Wohlbefinden konzentriert und damit auch nur die physische Aufnahme von Nahrung betrachtet. Aus yogischer Sicht ist diese physische Aufnahme und das Abdecken der geforderten Nährstoffe aber nur ein kleiner Teil der Ernährung. Die Yogis betrachten den Menschen immer ganzheitlich. Sie sagen, dass Geist, Emotionen, Intellekt, energetisches System und Ego genauso genährt werden müssen wie der Körper, damit sie gesund bleiben

> **Aus yogischer Sicht ist die physische Aufnahme von Nahrung nur ein kleiner Teil der Ernährung.**

und »richtig funktionieren« können. Deshalb findest du in diesem Buch nicht nur Anregungen für die körperliche, sondern auch für die geistige, emotionale und energetische Ernährung. Hier kannst du Geist, Emotionen und Intellekt unter anderem über inspirierende Zitate, ästhetische Gestaltung und Yogaübungen nähren. Darüber hinaus sind Musik, Natur und das Spielen mit Kindern eine sehr gesunde Nahrung, genauso wie erhebende Geschichten.

Körper, Geist und Seele nähren

Dieser ganzheitliche Ansatz der Ernährung macht noch mehr Sinn, wenn man sieht, wie stark die unterschiedlichen Aspekte der menschlichen Persönlichkeit miteinander verbunden sind und sich gegenseitig beeinflussen. Wir können das gut an ein paar Beispielen nachvollziehen. An dem Beispiel der Krankheit konnten wir sehen, wie der Körper den Geist und die Emotionen beeinflussen kann. Wenn man krank ist, kann man sich nicht mehr richtig konzentrieren und ist oftmals auch niedergeschlagen.

Umgekehrt funktioniert das auch. Ist man deprimiert, verliert man körperliche Kraft. Wenn man aggressiv ist, hat man mehr Kraft. Hat man Angst, kann man schneller laufen. Wenn man motiviert ist, kann man ununterbrochen Arbeiten. Beschäftigt sich der Geist mit etwas anderem, spürt man Schmerzen weniger.

Wenn wir Ernährung nun rein mit dem Ziel einer kontinuierlichen, harmonischen Entwicklung des Geistes betrachten, ist es verständlich, dass wir all die beschriebenen Aspekte von Ernährung miteinander verbinden müssen. Wir sollten sehr achtsam beobachten, welche Wirkung die verschiedenen Nahrungsmittel auf uns haben, wie es sich anfühlt, bestimmte Dinge zu essen, Filme zu sehen oder Musik zu hören. Vergleiche deinen inneren Gemütszustand mit dem, den du anstrebst, und beobachte, wie du ihn über die Ernährung langfristig beeinflussen kannst.

Es ist wichtig, sich dabei nicht mit temporären Verbesserungen zufrieden zu geben. Man kann Niedergeschlagenheit zwar kurzfristig mit einer halben Tafel Schokolade »behandeln«, langfristig wird das aber nicht helfen, da die Ursache der Niedergeschlagenheit immer noch da ist.

Die Rezepte des 30-Tage-Programms nähren das körperliche und energetische System. Gleichzeitig harmonisieren sie den Geist

> **Beobachte sehr achtsam, welche Wirkung die verschiedenen Nahrungsmittel auf dich haben.**

und bringen die Emotionen in Einklang, indem sie yogische Ernährungsprinzipien anwenden. Um diese Richtlinien verständlich zu machen, möchte ich einen Blick auf die Grundlagen der Yogaphilosophie werfen.

Ein bisschen Yogaphilosophie

Wie bereits gesagt, streben alle Lebewesen bewusst oder unbewusst einen Zustand von Harmonie, Ausgeglichenheit und Zufriedenheit an. Folgt man der yogischen Philosophie, so liegt das daran, dass wir alle den gleichen göttlichen Ursprung haben und dass dieser göttliche Ursprung unser innerster Kern, unser innerstes Wesen ist. Diese Göttlichkeit wird als absolute Harmonie, Frieden und Wonne beschrieben. Daraus ergibt sich die logische Schlussfolgerung, dass wir selbst auch absolute Harmonie, Frieden und Wonne sind, und das gilt für jedes Lebewesen. Dass wir diese vollkommene Ausgeglichenheit aber nur selten in uns spüren, ist uns allen leider mehr als präsent. Die Frage ist nur, wieso?

Unser innerstes Wesen, die Göttlichkeit, wird als absolute Harmonie, Frieden und Wonne beschrieben.

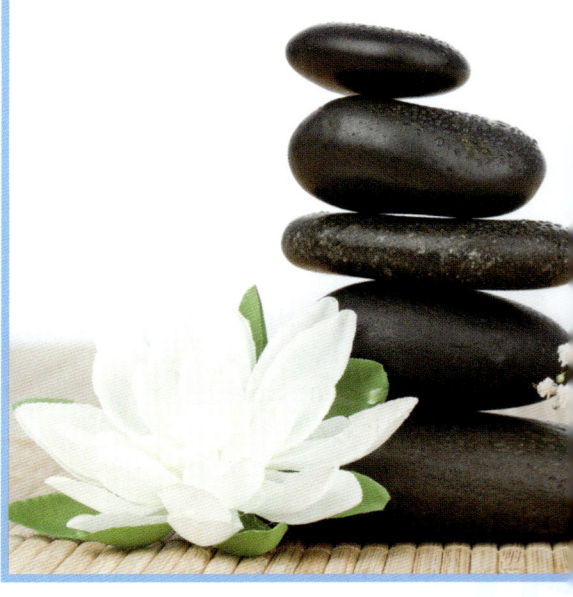

Das Göttliche in uns

Die Yogaphilosophie beschreibt, dass Gott (oder die kosmische Energie, wie auch immer du es nennen möchtest) die Welt aus sich selbst heraus geschaffen hat, um sich daran zu erfreuen und Erfahrungen zu sammeln. Um diese Schöpfung genießen zu können, muss er/sie/es jedoch selbst ein Teil von ihr werden. Ähnlich ist es, wenn man ein Haus baut: Um zu sehen, wie schön es innen ist, muss man hineingehen. Gott manifestiert sich also in dieser Welt, um seine Schöpfung zu erleben. Hierzu nimmt er alle möglichen Gestalten und Perspektiven dieser Welt an, sodass er jeden Aspekt der Schöpfung erleben kann. Dazu muss das Göttliche seine perfekte körperlose Existenz reduzieren und Teil eines Körpers werden. Sein Wissen, seine höchste Ruhe und Zufriedenheit werden dabei verschleiert, sodass Gott die Welt durch unsere Augen erleben kann. Wir, die verkörperten Wesen, identifizieren uns jedoch mehr mit der Verkörperung als mit der uns innewohnenden Perfektion, wodurch Unruhe und Unzufriedenheit entsteht. Unbewusst spüren wir alle die göttliche Perfektion und streben danach, sie wieder zu erreichen. Da wir aber nicht wissen, wieso wir innerlich so unruhig sind und wie wir das beheben können, suchen wir in allen möglichen und unmöglichen Dingen nach Glück. Die Yogis haben bei ihrer Suche nach anhaltender Zufriedenheit festgestellt, dass man sie nur erreichen kann, indem man seinen Geist zur Ruhe bringt. Dann kann die in uns liegende Zufriedenheit hervorkommen. Oder wie der Zen-Meister Taisen Deshimaru es ausdrückt:

»In der Stille (der Gedankenruhe) erhebt sich der unsterbliche Geist und wortlos kommt die Freude.«

Der Geist

In der Yogaphilosophie unterscheiden wir den Geist von der Seele. Die Seele ist der göttliche Kern in uns. Der Geist ist das Verbindungsstück zwischen der Seele und dem Körper, der wiederum unser Fahrzeug darstellt, das wir in diesem Universum benötigen. Der Geist besteht aus verschiedenen Teilen: Ego, Intellekt, Emotionen, Festplatte beziehungsweise Speicher und Gedanken. Ist der Geist untrainiert und unkontrolliert, wird er wie verrückt herumspringen und sich etwas suchen, an dem er sich festhalten kann. Bei dieser Suche wird er durch die offenen Tore unserer Sinne nach außen fließen und in Kontakt mit den Sinnesobjekten kommen, wodurch Sinneserfahrungen gemacht werden. Diese Erfahrungen bringen eine temporäre Befriedigung oder Ablenkung von dem inneren Gefühl der Unruhe und Unzufriedenheit, weswegen der Geist diese Erfahrung immer wieder machen möchte, sich immer weiter nach außen richtet und noch unruhiger wird.

Ein Beispiel: Stelle dir vor, dass du nach Hause kommst und jemand hat einen Schokoladenkuchen gebacken. Du folgst dem verlockenden Duft in die Küche, siehst den traumhaft angerichteten Kuchen, schneidest dir ein großes Stück ab und genießt den Kuchen. Was für ein wunderbares Erlebnis – abgesehen davon, dass du danach vielleicht nicht schlafen kannst, da der Zucker und das Koffein der Schokolade dich zu sehr angeregt haben.

> Man kann nur anhaltend zufrieden sein, wenn der Geist zur Ruhe kommt.

Nun stelle dir vor, dass dein Geruchssinn nicht funktioniert und der Geist von ihm gelenkt wird. Du kommst nach Hause, wirst nicht vom Geruch in die Küche gelockt, siehst und isst deshalb den Kuchen nicht und hast einen gesunden Schlaf. Dieses Szenario ist wahrscheinlich die gesündere Variante.

Yogische Konzentration

Versteh mich nicht falsch. Sinne und Sinneserfahrungen sind nichts Schlechtes, ganz im Gegenteil. Ohne sie könnten wir die Welt nicht erleben, was unsere Existenz hier aus yogischer Sicht sinnlos machen würde. Wir müssen nur lernen, die Sinne wie ein Werkzeug einzusetzen und sie zu unserem Vorteil zu nutzen. Man kann den Geist und dadurch auch die Sinne wie einen Muskel trainieren. Hierzu dienen vor allem Konzentrations- und Yogaübungen. Stellt man dem Geist

Aufgaben, bei denen er sich sehr auf eine Sache konzentrieren muss, reduziert man den Radius, in dem er sich bewegen kann. So kommt er nach und nach zur Ruhe und wird kräftiger. Ein konzentrierter, kraftvoller Geist ist nicht nur in der Suche nach Zufriedenheit, sondern in jeder Aktivität des Lebens sehr nützlich. Da der Geist aber so flüchtig und unfassbar ist, ist das Unterfangen, ihn zu trainieren und in eine bestimmte Richtung zu lenken, gar nicht so einfach. Du kannst mal einen kleinen Versuch machen:

Setze dich aufrecht hin, schließe die Augen und versuche dir eine rote Rose vorzustellen. Nichts an-

Man kann den Geist wie einen Muskel trainieren.

deres! Während du das machst, wirst du beobachten können, wie viele andere Gedanken kommen. Beispielsweise wirst du vielleicht auch noch Rasen sehen oder die Rose bewegt sich, verändert die Form und Farbe. Andere Gedanken kommen, wie zum Beispiel »Mache ich das richtig?«. Dieses Beispiel zeigt dir, dass der Geist nicht so konzentriert ist, wie man das gerne hätte. Je öfter du solche Formen der Konzentration übst, desto mehr wirst du feststellen, wie aktiv und sprunghaft der Geist ist. Um dieses Unterfangen etwas leichter zu machen, schlagen die Yogis verschiedene Hilfsmittel vor, die den Geist von sich aus ruhiger und harmonischer machen. Um diese Hilfsmittel besser zu verstehen, müssen wir

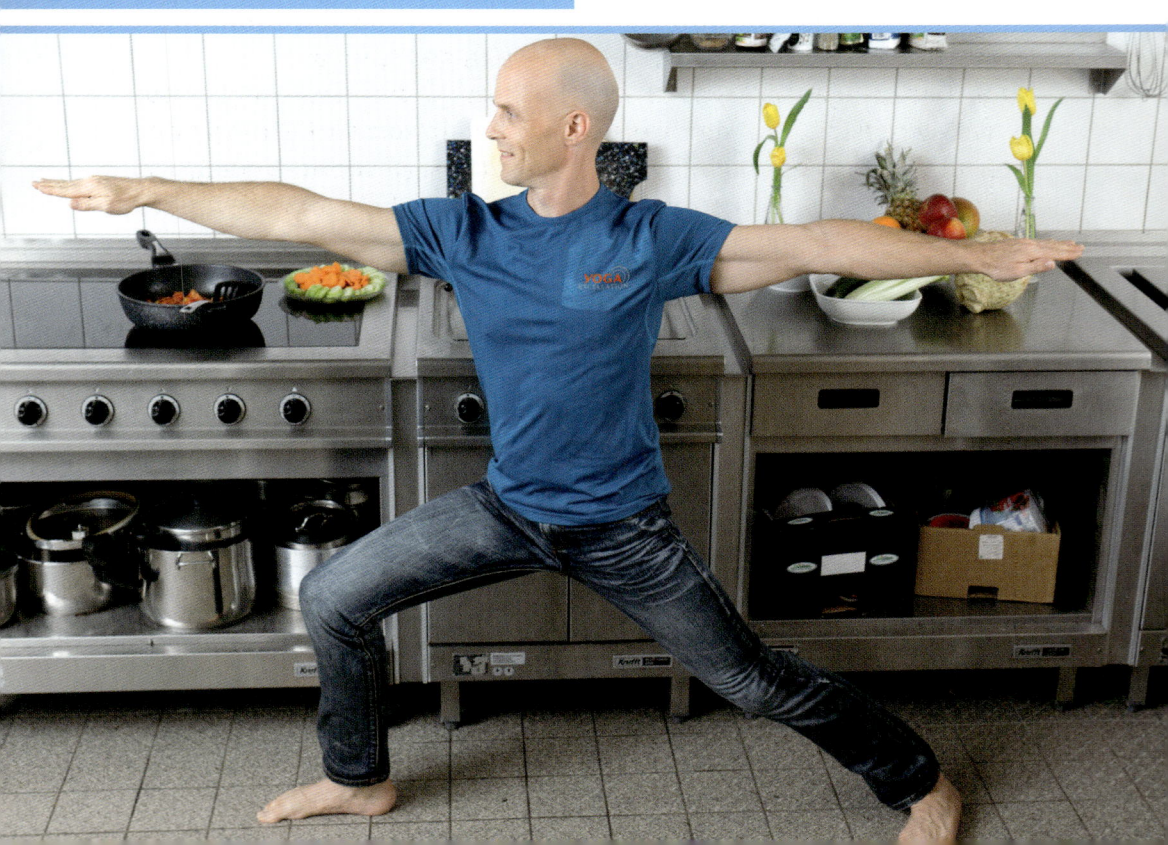

die vier Kräfte betrachten, in die die Yogis den Geisteszustand unterteilen: die drei Gunas und den transzendentalen Zustand.

Die vier Kräfte des Geistes

Wenn wir den Geist betrachten, werden wir feststellen, dass man drei sehr starke Kräfte in ihm wahrnehmen kann: Trägheit, Unruhe und Konzentration.

Im Zustand der Trägheit müsste man eigentlich etwas tun, findet aber nicht die Kraft dafür. Man möchte lernen, kann aber nichts aufnehmen. Man muss aufstehen, drückt aber noch fünfmal auf die Schlummertaste. Diesen Zustand nennen die Yogis »Tamas«.

Im Zustand der Unruhe oder Aufregung macht man viel, bekommt aber eigentlich gar nicht so viel geschafft, da der Geist zerstreut ist. Man kann sich nicht hinsetzen, da einen innerlich etwas treibt, sich zu bewegen. Man kommt nicht zur Ruhe, da der Geist unablässig plappert. Diesen Zustand nennen die Yogis »Rajas«.

Im Zustand der Ruhe und Konzentration erledigt man eine Arbeit schnell und effektiv, ohne gestresst zu sein. Man ist ruhig, ausgeglichen und fröhlich. Diesen Zustand nennen die Yogis »Sattwa«.

> **Der Geist kann harmonisch, aufgeregt, träge oder im Zustand absoluter Wonne sein.**

Die drei Kräfte Sattwa, Rajas und Tamas, die sogenannte drei Gunas, sind die Kräfte der Natur und können in jedem Aspekt der Schöpfung wiedergefunden werden. Sie treten immer zusammen auf, da es kein »reines« Sattwa, Rajas oder Tamas gibt. Diese Kombination ist nötig, damit wir verschiedene Funktionen erfüllen können. Ohne Tamas können wir nicht schlafen und ohne Rajas würden wir uns nicht weiterentwickeln. Wir sollten nur danach streben, unseren Sattwa-Anteil beständig zu erhöhen, sodass wir weniger Schlaf benötigen, schneller lernen und effektiver Arbeiten, ohne den Geist zu zerstreuen.

Unser Geist wird nicht nur von dem in uns vorherrschenden Guna bewegt, sondern auch von den um uns herum bestehenden Gunas beeinflusst. Den Einfluss der äußeren Umgebung auf den Geist kann man sehr gut am Beispiel der Musik beobachten. Wenn man Musik hört, die einen sehr schnellen Rhythmus hat, wie zum Beispiel Techno, wird es schwerfallen, sitzen zu bleiben. Der Geist wird angeregt, sich zu bewegen und wird dadurch den Körper bewegen wollen. Wenn man traurige Musik hört, wird man auch schnell melancholisch werden und so weiter.

In einem früheren Kapitel habe ich beschrieben, dass wir aus yogischer Sicht den Begriff der Ernährung viel weiter sehen, als das im Allgemeinen der Fall ist. Alles, was wir durch unsere Sinne aufnehmen, ist Nahrung und beeinflusst unseren Geist: Musik, Bücher, Gerüche, Filme, Gespräche, Berührungen, Bilder, Essen und so weiter. Aber auch hier gibt es Junkfood, Fast Food, Konserve und Fünf-Sterne-Küche.

Alles, was wir durch die Sinne aufnehmen, ist Nahrung.

Bei der Yogi-Methode geht es darum, den Geist zur Ruhe zu bringen, ihn harmonisch und glücklich werden zu lassen und uns so viele Werkzeuge wie möglich an die Hand zu geben, diesen Prozess so geschmeidig wie möglich zu machen. Betrachtet man die Gunas in diesem Zusammenhang, wird schnell klar, dass man bei der »Nahrungsaufnahme« möglichst die Kategorie Sattwa anstreben sollte, da dadurch der Geist von sich aus ruhiger und ausgeglichener wird. Das heißt, man sollte möglichst aufregende Musik, Bücher und Filme vermeiden und sich auf erhebende, harmonische Medien konzentrieren. Das ist heutzutage leider nicht mehr so einfach, da der Trend stark in die andere Richtung geht, aber es ist machbar und lohnt sich. Denn wenn man diesen Anregungen folgt, wird der Geist immer sattwiger, was letztendlich darin resultiert, dass man die Grenzen des normalen Geisteszustands überschreitet und die vierte Kraft erlebt: die absolute Zufriedenheit.

Die Gunas in der Nahrung

Die drei Kräfte der Natur, die Gunas Sattwa, Rajas und Tamas, findet man in jedem Aspekt der Schöpfung, so auch in den Dingen, die wir Lebensmittel nennen. Ich werde hier nun anhand der Gunas ein bisschen erklären, wieso die Gerichte in der Yogi-Methode so aufgebaut sind, wie sie sind. Bedenke hierbei, dass es nicht um Nährstoffe oder Qualität der Nahrung geht, sondern nur um die Wirkung, die sie auf den Geist hat. Dass Nahrung einen starken Einfluss auf den Geist hat, kann man gut am Beispiel von weißem Zucker sehen und das vor allem bei Kindern. Wenn man Kindern Süßigkeiten, Kuchen oder Schokolade mit weißem Zucker gibt, kann man schon nach ein paar Minuten sehen, wie sie darauf reagieren. Die Kinder werden sehr aufgeregt, hyperaktiv und können sicherlich nicht mehr still sitzen. Der Zucker regt den Geist auf, weswegen sie ihren Körper bewegen müssen. Die Wirkung von weißem Zucker ist sehr offensichtlich, andere Nahrungsmittel wirken nicht so direkt und augenscheinlich. Wenn du ihnen aber ein bisschen Aufmerksamkeit schenkst, wird dir der Effekt schnell bewusst.

Sattwige Nahrung macht, den Geist harmonisch, konzentriert und ausgeglichen zu machen. Rajassige Nahrung macht den Geist unruhig und schwächt die Konzentration, während tamassige Nahrung den Geist müde und dumpf macht

Sattwige Nahrungsmittel

- frisches Obst und Gemüse
- Hülsenfrüchte
- Reis
- Kartoffeln
- Nüsse
- Trockenfrüchte
- Vollkorn Getreideprodukte
- Quinoa
- Amaranth

Rajassige Nahrungsmittel

- Zwiebeln
- Knoblauch
- scharfe Gewürze
- raffinierter Zucker
- raffiniertes Mehl
- Kaffee
- schwarzer Tee

Tamassige Nahrungsmittel

- gefrorene Nahrungsmittel
- konservierte Nahrungsmittel
- Nahrung aus der Mikrowelle
- Fast Food
- Fleisch
- Geflügel
- Eier
- Milchprodukte

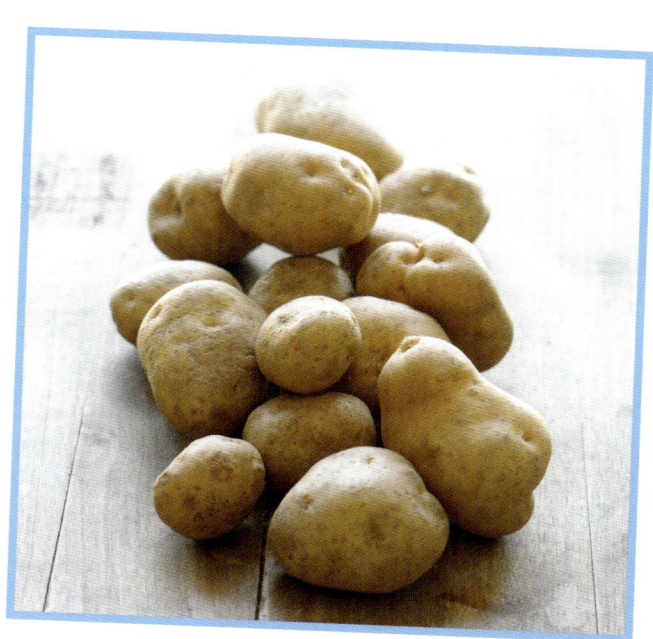

Je nachdem, wie man ein Nahrungsmittel zubereitet, kann es auch in unterschiedliche Kategorien fallen. Wenn man frisches Gemüse so zubereitet, wie in diesem Buch beschrieben, hat es einen sehr hohen »Lebensenergieanteil« und wird den Geist positiv beeinflussen, es ist also sattwig. Wenn du das gleiche Gericht dann mit zwei Chilischoten würzt, wird es rajassig, es wird den Geist unruhig machen. Wenn du es zu lange auf dem Herd stehen lässt, einfrierst oder es mehr als zwei Tage im Kühlschrank aufbewahrst, wird es tamassig. Es verliert alle Lebensenergie und macht den Geist müde.

Wenn man die sattwigen Produkte betrachtet, kann man auch hier noch Abstufungen sehen. Selbst angebautes Gemüse bietet sicherlich den größten Nutzen, gefolgt von biologisch angebauten und schließlich den konventionellen Produkten.

Milchprodukte zählen eigentlich zu den sattwigen Nahrungsmitteln. Aufgrund der Bedingungen der heutigen Tierhaltung, des Hormongehalts der Milch und ihrer starken Weiterverarbeitung ordne ich sie eher der tamassigen Kategorie zu. Darum habe ich Milchprodukte komplett aus meinem Programm gestrichen. Eine vegane Ernährung halte ich für nutzbringender (siehe Seite 32).

Ernährung und *Emotionen*

In den letzten Jahren wurden verschiedene Studien durchgeführt, die gezeigt haben, dass der Darm viel mehr tut, als nur für die Nahrungsverwertung zu sorgen. Die Studien zeigten, dass der Dickdarm einen sehr starken Einfluss auf das Immunsystem hat und sogar in direktem Kontakt mit dem Gefühlszentrum im Gehirn steht. Dass unsere Gefühlswelt Einfluss auf den Darm nehmen kann, hat sich ja sogar im deutschen Sprachgebrauch niedergelegt. Man sagt »Ich habe Schmetterlinge im Bauch.«, wenn man verliebt ist, oder »Das ist mir auf den Magen geschlagen.«,

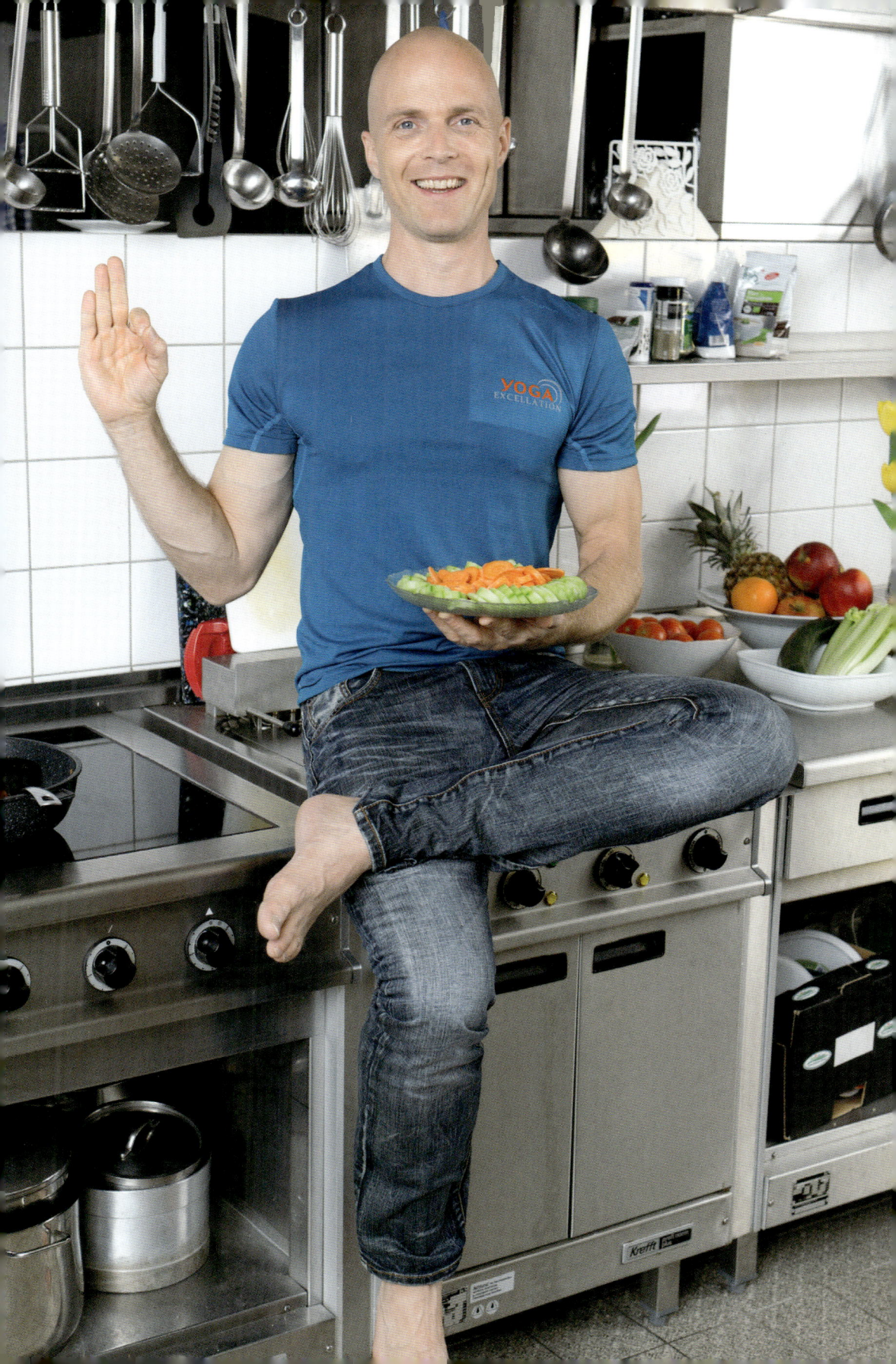

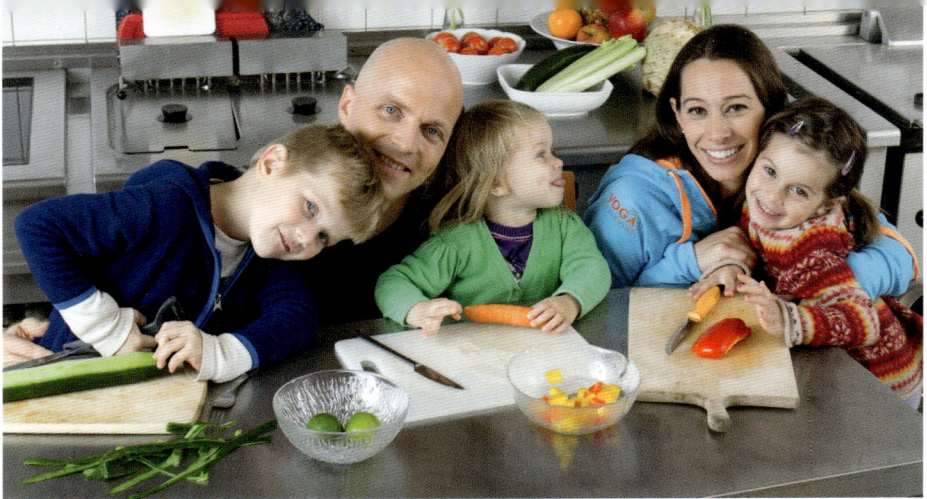

wenn man Stress hat oder schlechte Nachrichten bekommt. Diese Verbindung funktioniert aber auch in die andere Richtung, sodass die Aktivität des Darms unsere Gefühlslage beeinflusst. Viele der überlieferten Heilkünste machen sich dies zunutze, indem sie bestimmte Nahrungsmittel vorschreiben, um die Emotionen zu beeinflussen beziehungsweise auszugleichen, so auch Ayurveda (siehe Seite 35).

Der Darm kann entweder über sein komplexes Nervensystem oder über das Immunsystem mit dem Gehirn kommunizieren. Sowohl Informationen über Inhaltsstoffe und Konsistenz der Nahrungsmittel werden an das Gehirn geschickt als auch verschiedene Signale der Darmbakterien. Man kann sich also gut vorstellen, dass, wenn Darm und Verdauungstrakt nicht richtig funk-

tionieren, man doch schneller schlechte Laune haben kann.

Die Verdauung

Der Verdauungstrakt ist ein sehr komplexes System, das nicht erst mit dem Magen beginnt. Im Grunde genommen fängt die Nahrungsaufnahme bei den Sinnen an. Die Augen geben Aufschluss darüber, ob eine bestimmte Nahrung gut für uns ist oder nicht. Wenn du deine Aufmerksamkeit trainierst, kannst du sehr schnell lernen, zu sehen, welche Obst- oder Gemüsestücke reif sind. Als nächstes sind die Hände an der Reihe, wir »begreifen« die Nahrung, um weitere Informationen zu bekommen.

Wenn wir näher zum Mund kommen, gibt uns die Nase Aufschluss darüber, ob die Nahrung wirklich gut ist. Wenn du dir die Zeit nimmst, diesen Prozess bewusst zu beobachten, wirst du merken, dass deine Verdauungssäfte schon aktiv geworden sind, bevor du anfängst zu essen. Der

Volksmund sagt dazu: »Mir läuft das Wasser im Munde zusammen.« Dann folgt das Kauen der Nahrung, bei dem die Nahrung zerkleinert und eingespeichelt wird. Der Geschmackssinn gibt hierbei nicht nur Auskunft, ob die Nahrung zuträglich für uns ist, sondern auch, wann wir sie ausreichend gekaut haben. Denn wenn Nahrung ausreichend gekaut wird, schmeckt sie immer süß, da die komplexen Stärke- und Kohlenhydratmoleküle in einfachere Moleküle gespalten werden – Zucker. Aus yogischer Sicht wird hier der Großteil der Lebensenergie aus der Nahrung gewonnen. Nimm dir also ausreichend Zeit, die Nahrung zu kauen, du wirst sehr schnell merken, wie viel Energie das bringt. Die zerkaute Nahrung wird dann über die Speiseröhre in den Magen befördert, wo sie weiter zerkleinert wird. Erst im Dünndarm werden die Bestandteile der Nahrung in den Blutkreislauf aufgenommen. Der Dickdarm sorgt für das Ein dicken der nicht verwertbaren Bestandteile, entzieht der Nahrung die Flüssigkeit und speichert die Fäkalien, bis sie über den Enddarm ausgeschieden werden.

Unser Verdauungstrakt ist etwa neun bis zehn Meter lang und arbeitet verhältnismäßig langsam. Dies sind eher Zeichen, dass unser Körper für vegane Ernährung ausgelegt ist, da vor allem

Der Darm kommuniziert mit dem Gehirn und kann dadurch die Emotionen beeinflussen.

die Umwandlung tierischen Proteins sehr viel Zeit in Anspruch nimmt. Wenn wir Nahrung aus dem tamassigen Bereich zu uns nehmen, braucht der Körper noch länger, um sie zu verdauen. Die Nahrung bleibt länger im Körper als nötig und beginnt zu fermentieren. Der dadurch entstehende Alkohol schwächt das Immunsystem im Dickdarm und beeinflusst natürlich auch den Geist. Die Gerichte der Yogi-Methode sind so zusammengestellt, dass der Körper sie mühelos verwerten kann und den maximalen Energiegewinn erzielt.

Wie bereits gesagt, geht es hier nicht um den Kaloriengewinn, sondern um den Gewinn der Lebensenergie. Durch das erhöhte Maß an sattwiger Energie in der Nahrung wird der Geist automatisch harmonischer und ruhiger und die Emotionen werden ausgeglichener. Wenn du nach einiger Zeit in diesem Gefühl der Ausgeglichenheit gefestigt bist, werden die Schwankungen der Emotionen weniger stark und halten kürzer an.

Deprogrammieren

Beginnt man mit dem Geist zu arbeiten, ist es sehr wichtig, zu verstehen, dass er immer nach bestimmten Mustern funktioniert, die wir im Laufe unseres Lebens aufbauen. Sind diese Muster einmal gefestigt, folgen wir ihnen treu, ohne sie weiter zu untersuchen oder uns ihrer gar bewusst zu sein. So reagieren wir manchen Menschen gegenüber immer auf eine bestimmte Art und Weise, egal ob sich das Verhalten dieser Person verändert. »Den Menschen mag ich halt nicht.«

Der Geist bewegt sich in bestimmten Mustern

»Mit dem kann ich einfach nicht sprechen.« »In ihrer Nähe bin ich immer glücklich.« Solche Muster finden sich auf allen Ebenen unserer Persönlichkeit, und es ist sehr spannend und lohnend, sich mal ein bisschen damit zu beschäftigen. Hier soll es uns aber vor allem um zwei Aspekte unserer Muster gehen: Welche Lebensmittel essen wir gern (und was machen sie mit uns) und wann empfinden wir Zufriedenheit.

Es gibt normalerweise zwei Beweggründe, wieso wir bestimmte Lebensmittel gerne essen:

1. **Wir haben es so gelernt und verbinden deshalb unbewusst gute Erinnerungen damit.** Wir haben den Geist also so konditioniert, dass er glaubt, die Nahrung gerne zu mögen. Als meine Kinder zum ersten Mal Wasser mit Kohlensäure probiert haben, haben sie es sofort wieder ausgespuckt und angefangen zu weinen, da es ihren Zungen weh tat. Sie haben es seitdem nie wieder probiert, weil sie nichts Positives damit verbinden. Sie könnten sich aber dazu bringen, etwas Schönes darin zu sehen oder einen sozialen Nutzen daraus zu ziehen. Beispielsweise könnte es sein, dass ihre Freunde sie mehr akzeptieren, wenn sie Wasser mit Kohlensäure trinken würden. So würden sie den Geist darauf programmieren, dass er es im Laufe der Zeit wirklich mag. Dann ist es kein Zwang mehr, sondern ein »ehrliches« Empfinden. Dass hierbei die körpereigene Intelligenz unterdrückt wird, ist dann nicht mehr bewusst.

2. Wir erhoffen uns eine bestimmte körperliche Reaktion auf die Nahrung. Meistens geht es dabei um Nahrungsmittel, die den Körper dazu anregen, das Glückshormon Dopamin auszuschütten. Das geschieht über das sogenannte limbische System, welches vor allem bei Nahrung mit vielen Kalorien, also bei fetthaltigen und süßen Lebensmitteln, angeregt wird. Dieses System ist eine ganz clevere Erfindung von Mutter Natur, da es uns durch die Glückshormone dafür belohnt, hochkalorische Nahrung aufzunehmen. Das war in der Steinzeit sicherlich sehr hilfreich, da sich unsere Vorfahren so mehr bemüht haben, die richtige Nahrung zu finden. In der heutigen Zeit, in der wir unbegrenzten Zugang zu Kalorien haben und uns auch viel weniger bewegen, ist es eher kontraproduktiv. Die positive Reaktion des Körpers auf fetthaltige oder süße Nahrung ist jedoch nur von kurzer Dauer, sodass sie immer wieder neu hervorgerufen werden muss.

Muster durchbrechen

Die meisten Menschen sind sich den »Nachwehen« solcher Nahrungsmuster nicht bewusst, und ich möchte dich gerne dazu anregen, für die nächsten 30 Tage gut aufzupassen, wie du dich emotional und geistig fühlst. Wie reagierst du auf bestimmte Gerichte? Kannst du Muster in dir erkennen?

Es ist oft nicht einfach, diese erlernten Muster zu durchbrechen, da sich der Geist nicht gerne auf unbekanntes Gebiet begibt. Deshalb ist die intellektuelle Beobachtung und Analyse so wichtig. Zunächst musst du dir bewusst werden, dass du etwas verändern möchtest. Dann musst du genau herausfinden, wieso du es verändern möchtest, also die negativen Punkte dessen, was du bislang getan hast, herausstellen. Je mehr du dich mit diesen negativen Punkten auseinandersetzt, desto mehr Motivation wirst du haben, es zu verändern. Nun musst du darauf vertrauen, dass die Yogi-Methode eine Möglichkeit bietet, dir bei der Veränderung zu helfen, sonst wirst du sie nicht in die Tat umsetzen. Du musst einen Vertrag mit dir schließen, dass du 30 Tage lang durchhalten

> **Die Yogi-Methode bietet die Möglichkeit, dir bei der Veränderung zu helfen.**

wirst, denn so lange dauert es ungefähr, neue Muster zu erzeugen. Mache Notizen über deine Empfindungen und vergleiche nach 30 Tagen den Unterschied zu Tag 1, damit dir die Veränderungen stärker bewusst werden. Wenn dir gefällt, was sich verändert hat, willst du die Veränderung natürlich fortführen. Veränderung kommt nicht von selbst. Sie braucht ein großes Maß an Energie und Aufmerksamkeit, behalte deshalb das Ziel vor Augen. Albert Einstein hat das sehr schön zusammengefasst: »Die Definition von Wahnsinn ist, immer wieder das Gleiche zu tun und andere Ergebnisse zu erwarten.«

Zufriedenheit erreichen

Der zweite Punkt, um den wir uns etwas kümmern wollen, ist unsere innere Einstellung zur Zufriedenheit. Auch hier finden wir meist ein Muster, das wir im Laufe der Zeit entwickelt haben oder das wir uns gar von unseren Eltern oder anderen abgeguckt haben. Wenn du dich beim Einkaufen das nächste Mal umschaust und dir die Mühe machst, den anderen Menschen dort wirklich ins Gesicht zu schauen, wirst du feststellen, dass die meisten von ihnen nicht glücklich aussehen. Dann stelle dich vor den Spiegel, beobachte dich selbst und sei ganz ehrlich zu dir. Siehst du glücklich aus? Bist du zufrieden? Oftmals müssen wir uns eingestehen, dass wir es nicht sind. Und dieses Muster gilt es zu durchbrechen!

Nimm dir die Zeit und frage dich, was es in diesem Moment in dir und um dich herum gibt, weswegen du unzufrieden sein solltest. Und frage dich, was es für dich bringt, wenn du unzufrieden bist. Meistens wirst du zu der Antwort kommen, dass du eigentlich keinen echten Grund hast und dass die Unzufriedenheit dir gar nichts bringt, außer dass sie dir Zeit raubt, in der du dein Leben genießen könntest. Unzufriedenheit ist eine Wahl, die wir treffen. Du kannst dich in jedem Moment deines Lebens fragen, ob du zufrieden oder unzufrieden sein möchtest. Wenn die Antwort »zufrieden« ist, dann lächle und sei glücklich. Je mehr du das übst, desto leichter wird es dir fallen.

Wenn du an deinen Mustern und Gewohnheiten in puncto Nahrung und Zufriedenheit arbeitest, wirst du deinen Geist, deine Aufmerksamkeit und dein Erleben neu programmieren. Du wirst merken, wie schnell du Veränderungen wahrnehmen kannst und wie leicht es dir fallen wird, zufrieden zu sein.

Hier noch ein kleiner Tipp, den viele Menschen leider oft vergessen:

»Wenn du zufrieden bist, informiere dein Gesicht darüber.«

Umstellung in kleinen Schritten

Nimm dir vor 30 Tage lang durchzuhalten.

Wenn ich Menschen treffe, die etwas in ihrem Leben verändern wollen, habe ich schon oft gesehen, dass sie zu Beginn unglaublich motiviert sind und sich einen radikalen Plan aufstellen, wie sie die Veränderung umsetzen wollen. Sie geben dann aber nach relativ kurzer Zeit komplett auf, weil sie die massiven Anforderungen ihres Plans nicht durchhalten können.

Deshalb schlage ich immer vor, die Umstellung in kleinen Schritten zu machen. Wenn du anfangen willst, etwas für deinen Körper zu tun, bewege dich zwei bis fünf Minuten am Tag. Solch kurze Einheit (siehe Seite 171) kann man immer unterbrin-gen, man fühlt sich nicht überfordert und es tut am nächsten Tag nicht so weh und so weiter. Nach ein paar Wochen, wenn es dir leicht fällt, diese kurzen Einheiten regelmäßig zu machen, kannst du die Zeiten erhöhen, aber nur ein bisschen, sodass der Geist nichts zu meckern hat. Genauso ist es auch mit der Umstellung der Ernährung. Fordere nicht von dir, dass du deine Ernährung ab jetzt für immer so umstellst, wie es hier in diesem Buch beschrieben wird. Wenn du das tust, wird dein Geist revoltieren und du wirst es wahrscheinlich noch nicht einmal für 30 Tage durchhalten. Nimm dir vor, es für diese Zeit auszuprobieren.

Darauf kann sich der Geist einlassen. Wenn es dir gefällt und du gute Wirkungen spürst, mach weiter, wenn nicht, so war es zumindest einen Versuch wert.

Vegane Ernährung

Seit einiger Zeit entwickelt sich ein neuer Trend in der westlichen Welt: die vegane Ernährung. Was vor ein paar Jahren noch als Hippiekult, Randgruppenattitüde und Ernährungszickerei angesehen wurde, findet heutzutage immer mehr soziale Akzeptanz und Unterstützung.

Bevor ich ein paar Anregungen gebe, wieso vegane Ernährung aus meiner Sicht sinnvoll ist, möchte ich zunächst kurz erklären, was es bedeutet, vegan zu leben, und wo der Unterschied zur vegetarischen Ernährung liegt.

Iss nichts mit einem Gesicht oder einer Mutter.

Die vegetarische Ernährung verzichtet generell auf Fleisch, Fisch, Geflügel. Oder: »Iss nichts mit einem Gesicht oder einer Mutter.« Die vegane Ernährung geht einen Schritt weiter und verzichtet auch auf Milchprodukte und Eier. Wenn er es als Lebenseinstellung betrachtet, verzichtet der Veganer nicht nur auf den Verzehr, sondern auch auf jegliche Nutzung von tierischen Produkten wie beispielsweise Leder. Es gibt hierbei sicherlich unendlich viele Möglichkeiten, wie weit man sich darauf einlassen möchte. Ich habe hierzu einmal eine sehr schöne Persiflage bei den »Simpsons« gesehen, in der ein junger Mann sagte: »Ich bin ein Veganer, Stufe 5. Ich esse nichts, was einen Schatten wirft.«

Wie bereits erklärt, gehören Fleisch- und Fischprodukte in die tamassige Kategorie, da sie den Geist müde und dumpf machen. Milchprodukte werden in den traditionellen Yogaschriften als sehr hochwertige Nahrung für den Geist angesehen. Seit sich die Tierhaltung aber so drastisch verändert hat, hat sich auch das Produkt, die heutige Milch, sehr stark verändert, sodass sie nicht mehr in den Plan der Yogi-Methode passt.

Gründe für vegane Ernährung

Neben den Auswirkungen auf den Geist gibt es noch viele andere Gründe, die für eine vegane Ernährung sprechen. Hier eine schöne Auflistung der Albert-Schweitzer-Stiftung:

1. Ethische Gründe

Viele Menschen gehen zu einer veganen Ernährung über, da sie nicht mitverantwortlich sein wollen für das Leid und Sterben der Tiere. Dies schließt den Verzehr von Milchprodukten und Eiern mit ein, da auch die Produktion von Milch und Eiern unabhängig von der Haltungsform nicht ohne das Töten von Tieren auskommt. Zur Erläuterung: Milchkühe werden geschlachtet, sobald ihre »Milchleistung« nachlässt (meist nach wenigen Jahren). Zudem werden die Kühe künstlich geschwängert, damit sie Milch geben. Ihre männlichen Nachkommen finden in fast allen Fällen einen sehr frühen Tod (»Kalbsfleisch«), während die weiblichen Nachkommen häufig selbst Milchkühe werden (mit demselben Schicksal ihrer Mutter). Eier werden unter anderem gemieden, weil bei der Züchtung von Legehennen zu 50 Prozent männliche Küken entstehen, die direkt nach dem Schlüpfen aussortiert und lebendig in einen Schredder geworfen oder vergast werden.

2. Tierliebe

Neben der Tötungsfrage spielt bei diesen Überlegungen auch die Tatsache eine wichtige Rolle, dass den »Nutztieren« während der Haltung, des Transports und der Schlachtung viel Leid widerfährt. Das gilt sogar für Biotierprodukte, denn deren Tierschutzstandards stehen meist im Widerspruch zum guten Ruf, den diese Produkte (noch?) haben.

3. Umweltschutz

Die vegane Ernährung leistet einen wichtigen Beitrag zur Lösung von Umweltproblemen – seien es die Folgen der Überdüngung oder die Emission von Treibhausgasen. Auch die Ernährungsgerechtigkeit spielt eine Rolle, denn die Tierhaltung geht in aller Regel mit einer großen Verschwendung von Kalorien, Proteinen und anderen Nährstoffen einher. So könnte ein viel höherer energetischer Nutzen aus Getreide gewonnen werden, wenn nicht die Kühe es verzehrten, sondern direkt die Menschen.

4. Krankheiten vorbeugen

Und dann gibt es noch gesundheitliche Aspekte: Die vegane Ernährung kann zum Beispiel helfen, vielen Volkskrankheiten vorzubeugen und sie sogar zu heilen. Zudem ist sie ein Beitrag, den Problemen des Antibiotikamissbrauchs in der Tierhaltung und der Entstehung von Resistenzen entgegenzuwirken.

5. Den Regenwald erhalten

Auch aus ökologischer Sicht macht es sehr viel Sinn, auf Tierhaltung zu verzichten, da das Weideland mit anderen Nutzpflanzen bestellt werden könnte. Es werden täglich riesige Flächen an Regenwald abgeholzt, um weitere Weideflächen zu erzeugen. Diese Abholzung könnte komplett vermieden werden.

6. Die richtige Wahl treffen

Und schließlich wird oft angeführt, dass das Töten Teil der Natur sei. Dazu ist zu sagen, dass der Mensch selbstverständlich auch Teil der Natur ist beziehungsweise es einmal war. Aber ein Hauptmerkmal, das den Menschen von anderen Tieren unterscheidet, ist seine tief greifende Fähigkeit der ethischen Reflektion und Abwägung. Während ein Löwe keine Wahl hat, außer zu töten, haben wir praktisch immer diese Wahl (vorausgesetzt, es herrscht keine gravierende Lebensmittelknappheit). Wir müssen Tieren weder Leid noch den Tod zumuten, damit wir etwas zu essen haben. Deshalb können wir die ethische Entscheidung treffen, durch unseren Konsum das Mästen und Schlachten von Tieren nicht mehr zu unterstützen.

Achtung!
Nicht immer steht drauf, was drin ist

Wenn man sich vegan ernährt und sich deshalb ernsthaft um Zutaten in Produkten kümmert, stößt man leider immer wieder auf sehr abstoßende Neuigkeiten. Nicht immer sind Produkte vegan, die eigentlich vegan sein sollten. Hier ein paar meiner »Favoriten«. Es lohnt, immer mal wieder das Internet zu durchsuchen. Die Website www.peta.com gibt hier viel Aufschluss.

Weißer Zucker: geheime Zutat Knochenmehl.
Vanilleeiscreme: geheime Zutat Bieber-Anus, ja genau, mich hat's auch gewürgt.
Orangensaft: Na, was meinst du? Genau Fischöl und Schafswolle.

Bananen: Schellfisch, außer man kauft biologisch angebaute.
M&M's: Läuse.
Die meisten Bonbons: Käfer.
Bier, Wein und Fruchtsäfte: Hier werden zur Klärung Fischblasen oder Gelatine verwendet.
Und auch immer wieder lecker Chips ungarisch: Hirsch.
Gesalzene Erdnüsse: Schweinehufe.
Backwaren: Brezen, Laugenstangen und Croissants werden oft mit Schweinefett eingerieben, damit sie glänzen, bei einigen Broten und Backwaren wird statt pflanzlicher Margarine Schlachtfett verwendet.

So, jetzt ist wohl Zeit, den Kühlschrank aufzuräumen ...

Ayurveda

Ayurveda (übersetzt die Wissenschaft des Lebens) ist eine mehr als 5.000 Jahre alte Heilkunst aus Indien, die sich besonders darum bemüht, Körper und Geist in Einklang zu bringen. Es basiert vor allem auf zwei Grundregeln:

1.   Körper und Geist sind unmittelbar miteinander verbunden.

2.   Nichts hat eine größere Kraft den Körper zu heilen als der Geist. Die Befreiung von Krankheit und Unwohlsein hängt unmittelbar von der Transformation unseres

Geistes ab. Wenn der Geist im Gleichgewicht ist, wird sich dies auch auf den Körper ausweiten.

Die Doshas

Der Ayurveda geht davon aus, dass Körper und Geist aus den fünf Elementen (Raum, Luft, Feuer, Wasser und Erde) aufgebaut sind, wobei der Körper aus den wirklichen Elementen besteht und der Geist aus den Charakteristika der Elemente.

Der Raum repräsentiert das geistige Potenzial, Luft ist das Element der Bewegung und Veränderung, Feuer ist Hitze und Veränderung, Wasser verbindet und beschützt, Erde ist fest und beständig. Diese fünf Elemente werden in drei Kategorien zusammengefasst, den sogenannten Doshas:

1. Vata Dosha besteht aus den Elementen Raum und Luft und reguliert Veränderungen in Körper und Geist.

2. Pitta Dosha besteht aus Feuer und Wasser und bestimmt Stoffwechsel und Verdauung.

3. Kapha Dosha besteht aus Erde und Wasser und beschützt Integrität und Struktur von Körper und Geist.

Die drei Doshas sind in jeder Zelle des Körpers vertreten, da Bewegung, Stoffwechsel und Schutz wesentliche Bestandteile unseres Lebens sind. Jeder Mensch hat jedoch sein eigenes Mischungsverhältnis der Doshas, das ihn einzigartig macht. Die Zusammensetzung der Doshas bestimmt die Eigenschaften und Charakteristika von Körper und Geist.

Jeder Mensch wird mit Mischungsverhältnis, das Prakriti genannt wird, geboren und hat normalerweise ein vorherrschendes Dosha. Dieser Zustand ist das ideale Mischungsverhältnis für diese Person und drückt sich in geistiger und körperlicher Gesundheit aus.

Vata

Wenn Vata das vorherrschende Dosha in der Prakriti ist, drückt sich das auf der körperlichen Ebene in einem dünnen Körperbau mit langen Gliedern aus. Trockene Haut und Haare und kalte Hände und Füße sind weitere Zeichen für Vata. Vata-Menschen sind sehr kreativ, aber es fehlt oft die Verbindung zur Erde. Vatas Energie ist eher kurz und kommt in Schüben. Stress unterstützt die Zunahme von Vata, genauso wie Reisen, nach 10 Uhr abends zu Bett gehen und kaltes Wetter. Bekannte Persönlichkeiten mit

vorherrschendem Vata Dosha:
Uma Thurman, Ashton Kutcher

Pitta

Wenn die Prakriti von Pitta dominiert wird, wirkt der Körper eher athletisch und baut schnell Muskulatur auf. Pitta zeigt sich auch in Muttermalen und frühem Haarverlust. Pittas Körpertemperatur ist immer warm, und die Verdauung funktioniert perfekt, wodurch sie manchmal glauben, alles essen zu können. Pitta hat einen sehr kräftigen Intellekt und kann sich gut konzentrieren.

Scharfe Gewürze, Fasten, zu wenig Freizeit und Zeitdruck bringen Pitta aus dem Gleichgewicht. Bekannte Persönlichkeiten mit vorherrschendem Pitta Dosha: Sharon Stone, Martha Stewart, Matt Damon

Kapha

Kapha drückt sich im Körper mit einem starken Knochenbau aus. Kapha hat einen guten, tiefen Schlaf und ist von Natur aus ruhig und liebevoll. Kapha tendiert zu Übergewichtigkeit, da er sich nicht gerne bewegt. Kaphas Verdauung ist langsam und braucht viel Ruhepausen. Er hat ein gutes Gedächtnis, kann aber schnell dickköpfig werden.

Unruhe und Kälte kombiniert mit hoher Luftfeuchtigkeit und zu wenig Stimulation für den Geist erzeugen eine Störung der Kapha. Bekannte Persönlichkeiten mit vorherrschendem Kapha Dosha: Queen Latifah, Oprah Winfrey, George Clooney

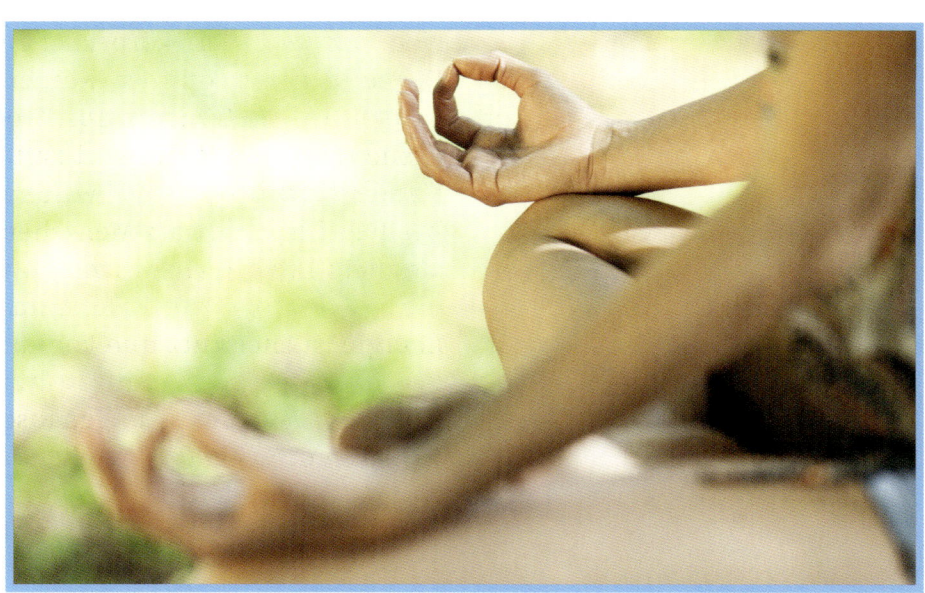

Ins Gleichgewichtkommen

Die Doshas können jedoch durch innere und äußere Einflüsse aus dem Gleichgewicht gebracht werden, was sich als geistiges und körperliches Unwohlsein oder Krankheit äußert. Jedes Dosha hat hierbei seine spezifischen Signale: Wenn Vata aus dem Gleichgewicht gekommen ist, drückt sich das oft durch geistige Unruhe, Angst- und Panikattacken, Appetitverlust und trockene Haut aus.

Ist Pitta aus dem Gleichgewicht geraten, zeigt sich das oft als Aggression, Hautirritationen, Ungeduld, Eifersucht, Übelkeit, gelber Haut und überspannter Muskulatur. Kapha-Störungen äußern sich in langsamem Stoffwechsel, Husten, Erkältung, Diabetes, Heuschnupfen, geschwollenen Lymphknoten und Lymphstau. Ayurveda analysiert die Prakriti des Menschen, um den Idealzustand der Doshas wieder herzustellen. Die aus dem Gleichgewicht gebrachten Doshas werden über Nahrung, Kräuter, Ölmassagen, Meditation und Yoga wieder in Balance gebracht.

Ayurveda nutzt die Nahrung als Medizin und »verschreibt« jeder Prakriti einen anderen Ernährungsplan. Hierbei werden auch Nahrungsmittel verwendet, die aus Sicht des Yoga für den täglichen Gebrauch nicht dienlich sind, zum Beispiel Knoblauch und Zwiebeln.

Das 30-Tage-Programm

Wie im vorangegangenen Kapitel beschrieben, hat jedes Dosha beziehungsweise jede Prakiti ihre eigenen Anforderungen, um im Gleichgewicht zu bleiben. Die Yogi-Methode basiert auf den Prinzipien des Ayurveda, verwendet aber Rezepte, die für alle Doshas zuträglich sind. Sie balancieren und regulieren die Doshas, entgiften den Körper und erzeugen Sattwa im Geist.

Die Rezepte entsprechen außerdem der »Uhr« des Verdauungsfeuers, dem sogenannten Agni, um den maximalen Energiegewinn aus der Nahrung zu bekommen.

Warum sind die Gerichte in der Yogi-Methode so gewählt?

Die Verdauungskraft unseres Körpers verändert sich im Laufe des Tages. Morgens ist sie noch nicht so stark, der Körper braucht leichte Nahrung, vorzugsweise warm und süß, um uns mit viel Energie für den Tag zu versorgen. Mittags ist das Verdauungsfeuer am stärksten und gegen Abend nimmt es dann wieder ab. In der 30-Tage-Challenge findest du jeden Tag Gericht 1 und 2. Du kannst aussuchen, welches Gericht du mittags oder abends essen willst. Solltest du jedoch nach 6 Uhr abends essen, dann wähle Gericht 2 dafür aus. Dieses Gericht ist leichter für den Körper zu verarbeiten, da es ihm mehr Energie zuführt.

Die Umstellung unterstützen

Die Gerichte sind gerade in der ersten Zeit recht kohlenhydrathaltig. Das hat natürlich auch einen Grund. Mir ist bewusst, dass viele Menschen, die von einer fleischhaltigen zu einer veganen Ernährung wechseln, anfangs nie das Gefühl haben, satt zu werden. Das leichte Gefühl im Bauch, das man nach einem veganen Gericht hat, wird anfangs als nicht befriedigend empfunden. Hat man sich an das vegane Essen gewöhnt, wird dieses Gefühl eines der besten sein, weil man nicht mehr in die »Fressnarkose«, die Schwere nach dem Essen, oder yogisch ausgedrückt in das Tamas, fällt.

Die Gerichte wiederholen sich alle, zum einen, weil man sich dann besser an den Geschmack gewöhnen kann, zum anderen, weil man nicht jeden Tag etwas Neues zubereiten muss. Denn auch das kann in Stress ausarten, und den wollen wir ja gerade vermeiden.

Kitchari ist das Gericht, das sich am häufigsten wiederholt. Zum einen, weil es eine ideale Kombination aus Kohlenhydraten und Proteinen ist, zum anderen, weil es eine sehr reinigende Wirkung für Körper und Geist hat. Man könnte fast sagen, dass es »Medizin« ist. Ich persönlich werde es nie leid, aber wenn du das Gefühl hast, eine Pause zu brauchen, verwende einfach eines der anderen Morgengerichte.

Nur um das noch mal etwas zu verdeutlichen:

Ein Italiener, ein Grieche und ein Deutscher arbeiten gemeinsam als Handwerker auf einem Hochhaus. In der Mittagspause öffnet der Italiener sein Mittagessen, stöhnt und sagt: »Schon wieder Pizza? Wenn ich noch einmal Pizza zum Mittagessen bekomme, stürze ich mich von diesem Hochhaus!« Der Grieche öffnet sein Mittagessen, stöhnt und sagt: »Wenn ich noch einmal Gyros zum Mittagessen bekomme, stürze ich mich von diesem Hochhaus!« Der Deutsche öffnet sein Mittagessen und sagt: »Wenn ich noch einmal Sauerkraut zum Mittagessen bekomme, stürze ich mich von diesem Hochhaus!« Am nächsten Tag treffen sich die drei wieder zum Mittagessen. Der Italiener öffnet sein Mittagessen, schreit »Pizza« und stürzt sich in die Tiefe. Der Grieche springt »Gyros«-schreiend hinterher, gefolgt von dem Deutschen und einer Handvoll Sauerkraut. Auf der Beerdigung treffen sich die drei Witwen. Die italienische und griechische Frau sind voller Trauer und machen sich Vorwürfe, weil sie immer das gleiche Mittagessen mitgegeben haben. Sehr zu ihrem Erstaunen ist die deutsche Frau gar nicht so aufgewühlt, sondern wirkt eher sauer. Als sie sie fragen, warum sie sich keine Vorwürfe macht, antwortet die deutsche Frau: »Wieso sollte ich, der Dummkopf hat sich immer selbst sein Mittagessen gemacht.«

Also wie gesagt, du bist für dich selbst verantwortlich. Die Rezepte und Übungen sind eine Anregung, müssen aber in ihrer Anordnung nicht dogmatisch befolgt werden.

Snacks für zwischendurch

Es gibt viele unterschiedliche Meinungen dazu, wie viele Mahlzeiten man am Tag zu sich nehmen sollte. Ich habe viele davon ausprobiert und bin zu dem Schluss gekommen, dass man das gar nicht so verallgemeinern kann. Ich persönlich fühle mich am wohlsten, wenn ich etwa alle drei Stunden etwas esse. Das gibt dem Verdauungstrakt genug Zeit, die eine Mahlzeit zu verarbeiten, ein bisschen zu pausieren und dann die nächste Mahlzeit aufzunehmen. Gleichzeitig hilft es, den Stoffwechsel in Gang zu halten, was die Kontrolle des Körperfettanteils erleichtert.

Ich achte immer darauf, dass ich meine Snacks mitnehme, sodass ich nichts unterwegs kaufen muss, denn alles, was man so »auf die Hand« kauft, enthält mit Sicherheit einige Zutaten, die ich nicht essen möchte.

Meine Lieblingssnacks für
zwischendurch:
Mandeln
Obst
Möhren, vor allem in Kombi-
nation mit dem Petersilien-
pesto (siehe Seite 70)
Dattelbällchen
(siehe Seite 168)
Datteln
Rosinen

Was ist beim Kochen zu beachten ?

Ich hoffe, ich konnte in diesem ersten Teil etwas verdeutlichen, wie wichtig Nahrung für den Geist ist. Hierbei geht es nicht nur um die Zusammenstellung und Zubereitung der Zutaten, sondern auch um ihre Qualität. Ich kann dir nur ans Herz legen, biologisch angebaute Produkte zu kaufen. Du wirst einen riesigen Unterschied schmecken und auch in dir merken. Gleichzeitig tust du noch etwas für die Umwelt und für alle, die nach uns kommen, was den Geist sicherlich auch zufriedener machen wird.

Eine weitere Zutat, die oft sehr vernachlässigt wird, ist deine eigene Energie und Aufmerksamkeit beim Kochen. Es gibt ein wunderbares Buch von Masaru Emoto »Die Botschaft des Was sers«, in dem er verschiedene Wasserkristalle in gefrorenem Zustand zeigt. Er hat Wasser verschiedenen Schwingungen ausgesetzt, es dann eingefroren und die Kristalle fotografiert. So hat er in einem Versuch auf einen Behälter mit Wasser »Liebe« geschrieben, auf einen anderen »Hass«. Die unterschiedlichen Formen der daraus entstandenen Kristalle sind so extrem, ein wirklicher Augenöffner. Der Kristall aus dem »Liebewasser« sieht wie eine wunderschöne Blume aus. Der Kristall aus dem »Hasswasser« ist ganz deformiert. Dieses Experiment hat er auch mit gesprochenen Worten durchgeführt, er hat gesungen und auch nur gedacht, immer mit ähnlichen Resultaten.

Nun stelle dir vor, was für eine »Struktur« dein Essen bekommt, wenn du gehetzt bist, schlechte Laune hast und so weiter. Diese Struktur nimmst du dann wieder in dich auf, sodass sie immer mehr Teil deiner selbst wird. Stattdessen solltest du versuchen, friedvoll, gut gelaunt und gelassen zu sein. Lege schöne Musik auf, sei dankbar, dass du Essen zum Kochen hast und es später auch noch essen darfst. Was für ein Privileg!

Manche Gerichte brauchen etwas Vorbereitung, zum Teil müssen sie über Nacht eingeweicht werden. Das wird dann bereits am Vortag angekündigt. Manche Gerichte können schnell vorbereitet werden, brauchen aber einige Zeit zum Kochen, wie beispielsweise Kitchari. Plane das in deinen Tagesablauf ein. Du musst ja nicht die ganze Zeit neben dem Herd stehen bleiben. Solche Zeiten kannst du prima nutzen, um ein paar Übungen zu machen.

Die Gerichte sind für zwei Personen gedacht, auch wenn ich es sehr schwierig finde, Portionsgrößen vorzuschreiben. Wenn ich die Portionsgrößen an der Menge messen würde, die ich selbst esse, wären sie viel größer. Ich bin mir aber sicher, dass du nach ein bis zwei Tagen ein gutes Gefühl dafür haben wirst, ob die Portionsgrößen hier richtig für dich sind.

Wie auf Seite 40 beschrieben, durchläuft unser Verdauungsfeuer einen bestimmten Rhythmus. Die Gerichte sind dem angepasst. Du hast jedoch die Möglichkeit, bei Gericht 1 und 2 zu wählen, welches du mittags und welches du abends essen möchtest.

Was ist beim achtsamen Essen zu beachten?

Das achtsame Essen ähnelt sehr dem achtsamen Kochen. Achte darauf, dass du dich auf das Essen konzentrierst, sodass du wirklich wahrnehmen kannst, was du aufnimmst. Es ist ein Geschenk, ein Wunder, dass dein Körper einen Blumenkohl in Ohren verwandeln kann. Nimm dir Zeit, die Nahrung gut zu kauen, sodass der Magen nicht mehr so hart arbeiten muss. Das verbessert die Nahrungsaufnahme und erleichtert und beschleunigt die Verdauung.

Versuche möglichst oft in einer schönen Umgebung zu essen, mach es dir schön, sodass dein Geist entspannen kann, während du isst. Du wirst merken, wie viel Energie du schon während des Essens bekommst.

Was ist bei den Übungen zu beachten?

Die 30-Tage-Challenge bezieht sich nicht nur auf die angegebenen Gerichte, sondern auch darauf, Yogaübungen in dein tägliches Leben einzubauen. Die hier angeführten Übungen wirken sehr anregend für die Verdauung, kräftigen den Körper und bringen ihn ins Gleichgewicht. Sie habe außerdem eine direkte Wirkung auf den Fluss der Lebensenergie, da sie die Energiekanäle aktivieren. Diese Energiekanäle werden in der Traditionellen Chinesischen Medizin für Akupunktur und Akupressur benutzt. Im Yoga regulieren wir den Fluss der Energie über das bewusste Atmen in den Stellungen. Wenn die Energie frei und harmonisch durch die Energiekanäle fließen kann, harmonisiert dies auch die Aktivität der Gedanken. Sie werden ruhiger und konzentrierter.

Die Übungen sind so ausgewählt, dass sie überall ausgeführt werden können. Du kannst sie mehrmals am Tag machen, wann immer du Zeit hast. Du brauchst keine Bedenken zu haben, dass du dich nicht aufwärmst, da wir die Übungen nie so ausführen, dass es bedenklich werden könnte.

Hier ein paar Tipps, wie du das kontrollieren kannst:

- Mache immer nur so viel, wie sich gut anfühlt.

- Du solltest niemals Schmerzen bei der Übung spüren. Wenn etwas schmerzt, machst du zu viel. Reduziere den Bewegungsradius.

- Konzentriere dich immer auf den Atem. Wenn du nicht mehr tief und gleichmäßig atmen kannst, machst du zu viel.

- Konzentriere dich wirklich auf die Übung, sie dauert nur 20 bis 30 Sekunden, sodass du gut spüren kannst, wie es sich anfühlt.

- Wenn du in die Stellung gehst, halte sie für zwei bis drei Atemzüge, dann löse die Stellung und folge den weiteren Anweisungen.

Jeder Tag hat eine andere Übung, sodass du nach und nach die Hauptfunktionen der Wirbelsäule ansprichst. Die Hauptbewegungen der Wirbelsäule sind: Vorbeugen, Zurückbeugen, die seitliche Beugung und die Drehung. Wenn man diese Bewegungen regelmäßig ausführt, kann man die natürliche Gesundheit der Wirbelsäule erhalten oder wieder herstellen. Eine Übung am Tag ist ein guter Anfang! Wenn du Lust und Zeit hast, mehr zu machen, kannst du eine der drei Übungsreihen im hinteren Teil des Buches üben, sie dauern etwa fünf bis acht Minuten. Genau wie die Rezepte sind auch die Übungen austauschbar. Es empfiehlt sich jedoch, dem Plan zu folgen, da du so garantiert den ganzen Körper trainieren wirst.

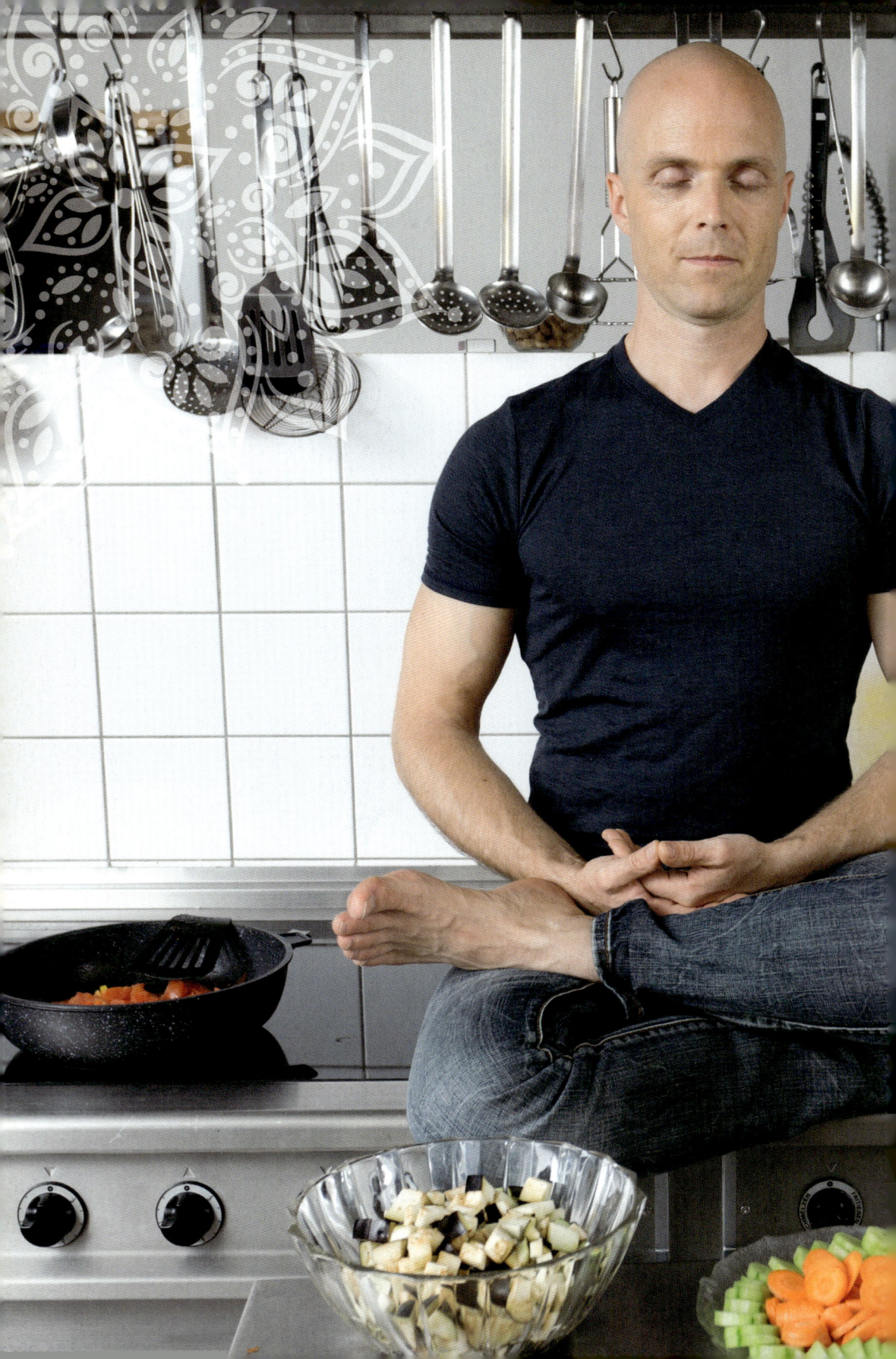

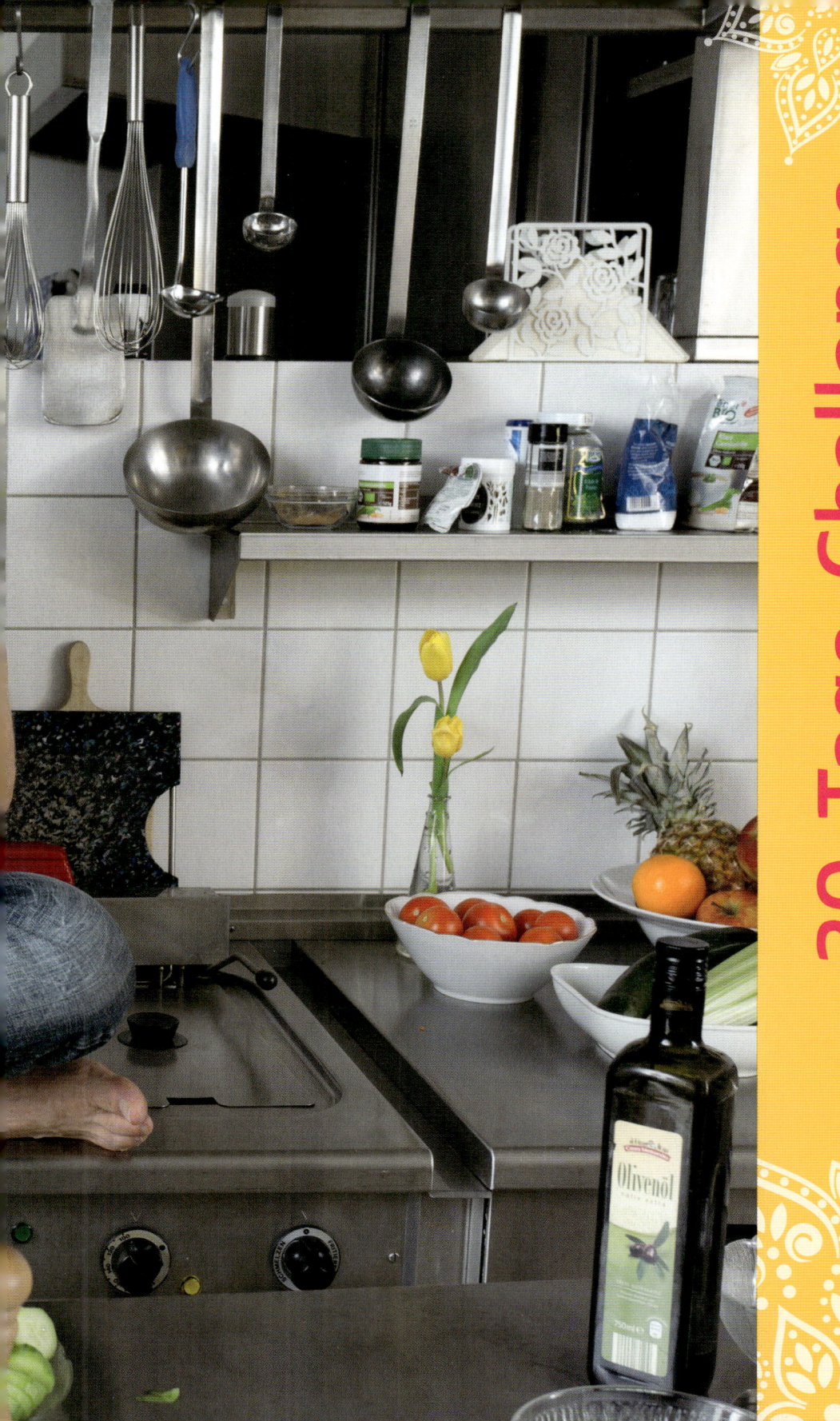

30-Tage-Challange

Vorbereitung:

Für morgens: Reis und Mung Dal einweichen, am besten über Nacht.
Für mittags: Buchweizen einweichen, am besten über Nacht.

Morgens: Kitchari

4 Portionen für 2 Tage
Zubereitung:
ca. 45 Minuten

Reis und Mung Dal waschen und mindestens 1/2 Stunde einweichen lassen. Danach frisches Wasser, Kurkuma, Kreuzkümmel und Salz hinzufügen. Das Ganze aufkochen und bei kleiner Flamme abgedeckt köcheln lassen, bis der Mung Dal seine Form verliert (sich auflöst).

In der Zwischenzeit den Koriander waschen, abtupfen und fein schneiden. Ingwer schälen und in sehr feine Stücke schneiden.

Sind Reis und Mung Dal zu einem Brei gekocht, entnehme die Hälfte für morgen und füge Koriander, Limettensaft und Ingwer zu dem anderen Teil direkt vor dem Verzehr hinzu.

Tipp: Im Druckkochtopf geht es sehr viel schneller! Hier brauchst du den Topf nur erhitzen, bis er unter Druck steht, dann kannst du ihn vom Herd nehmen und warten, bis der Druck von alleine wieder heruntergegangen ist.

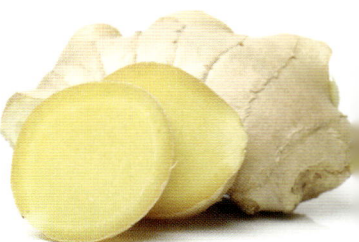

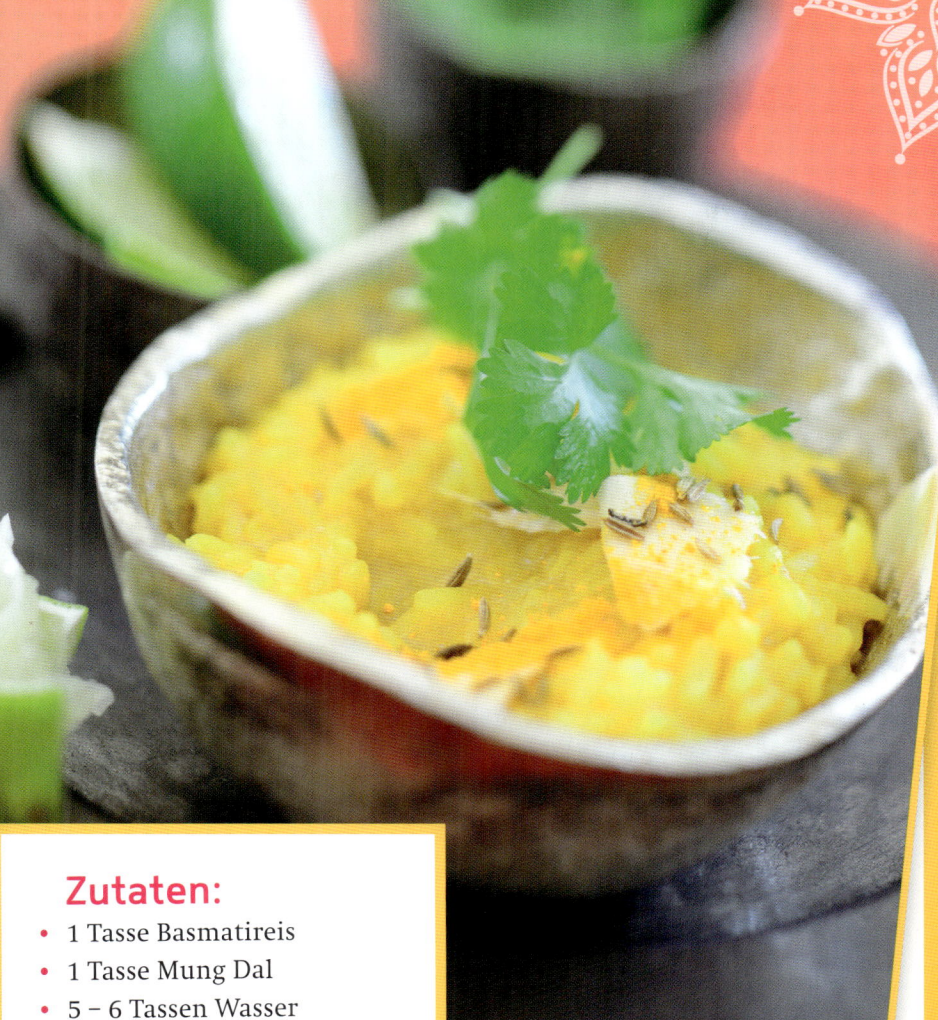

Zutaten:

- 1 Tasse Basmatireis
- 1 Tasse Mung Dal
- 5 – 6 Tassen Wasser
- 1 TL Kurkumapulver
- 1/2 TL Kreuzkümmel
- 1/2 Bund frischer Koriander
- Saft einer 1/2 Limette
- Etwa 1 cm frischer Ingwer
- Salz nach Geschmack

Gericht 1: Schokoladen-Mandel-Parfait
➜ Rezept vom Tag 2

Gericht 2: Rote-Linsen-Grünkohl-Suppe
➜ Rezept vom Tag 12

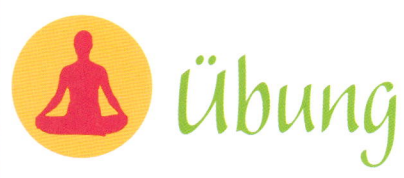 Übung

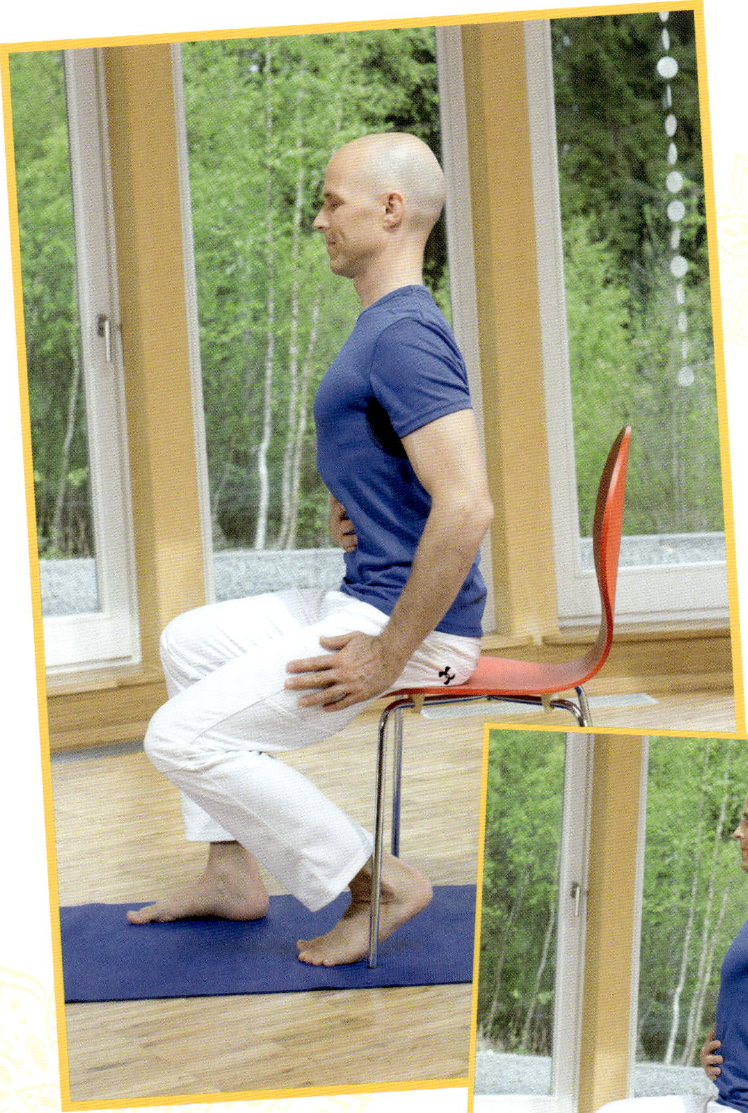

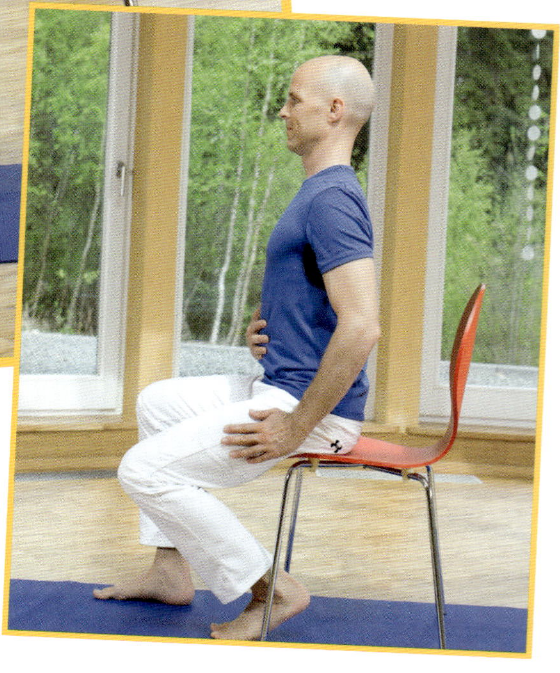

»Eine der ersten Voraussetzungen für Zufriedenheit ist, dass die Verbindung zwischen Mensch und Natur nicht durchtrennt wird.«

Lew Tolstoi

Setze dich auf die Vorderkante eines Stuhls, stelle einen Fuß flach auf den Boden und ziehe den anderen leicht zurück, sodass du den Rücken leichter aufrecht halten kannst.

Lege eine Hand auf den Bauch, um deine Bewegung beobachten zu können. Mit der Ausatmung ziehe den Bauch in Richtung Wirbelsäule.

Mit der Einatmung wölbe den Bauch nach außen. Atme 3 bis 4 Sekunden lang aus und 3 bis 4 Sekunden lang ein. Zähle geistig die Sekunden der Ein- und Ausatmung, sodass der Atem gleichmäßig bleibt.

Wiederhole 6- bis 8-mal.

Morgens: Kitchari ➔ vom Vortag

Das Kitchari vom Vortag wird sich dir nun als solider »Block« präsentieren. Verrühre es daher mit ausreichend Wasser, sodass keine Klumpen mehr vorhanden sind.

Erwärme das Kitchari bei geringer Hitze unter häufigem Rühren und füge, wie am Vortag, frisch geschnittenen Koriander und Ingwer sowie Limettensaft hinzu.

Zusätzliche Zutaten:

- Wasser nach Bedarf
- 1/2 Bund frischer Koriander
- etwa 1 cm großes Stück frischer Ingwer
- Saft einer 1/2 Limette

1: Schokoladen-Mandel-Parfait

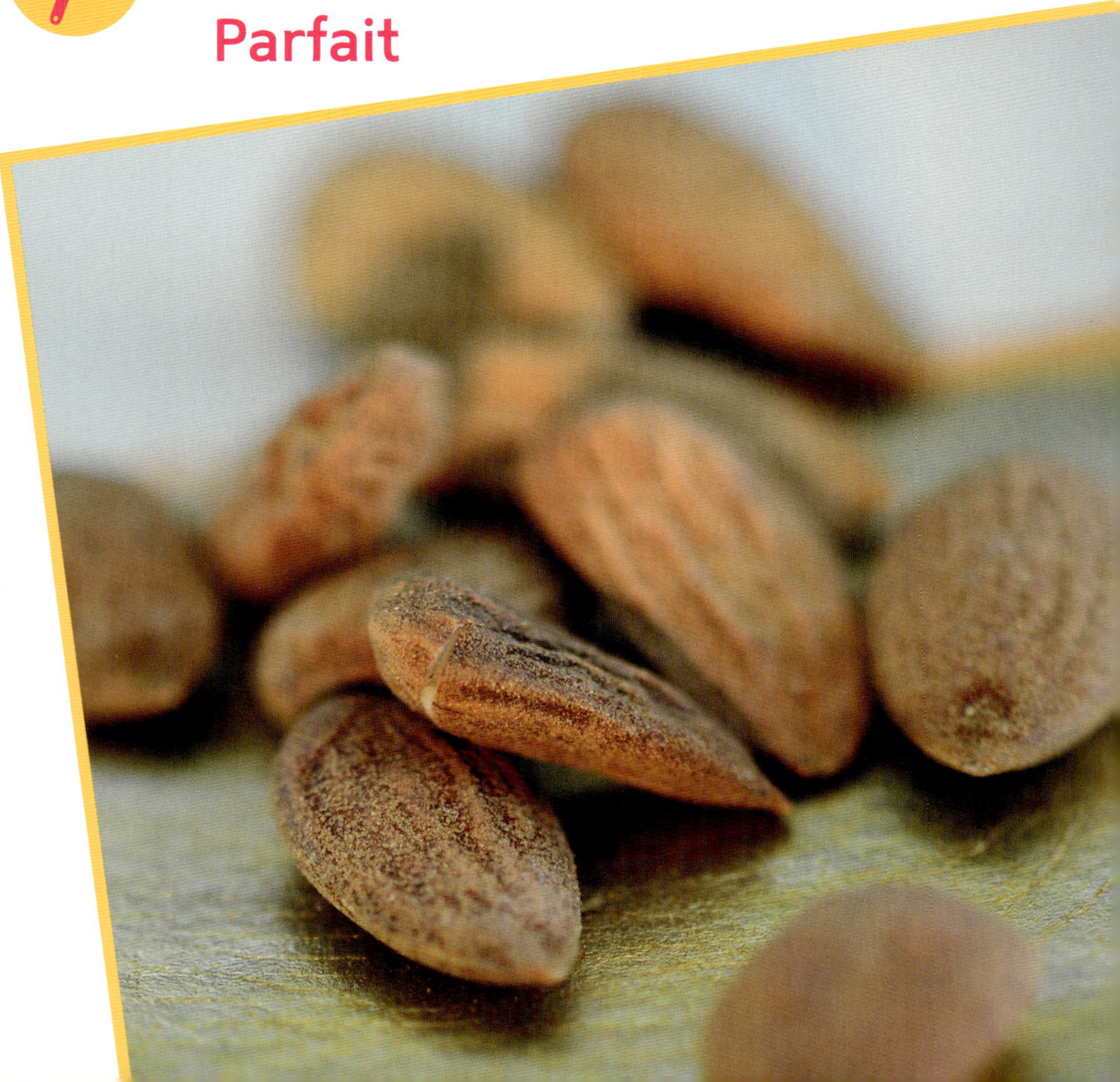

Weiche den Buchweizen mindestens zwei Stunden (besser über Nacht) in Wasser ein. Wasche ihn danach gründlich und lege 1/4 des Buchweizens beiseite.

Gib die restlichen Zutaten in einen Mixer und vermische diese je nach Belieben.

Hinweis: Ich persönlich lasse die Konsistenz des Parfaits lieber etwas grober. Rühre dann den Rest des Buchweizen unter.

Fülle die Hälfte der Parfaitmenge für morgen ab. Den Rest des Schokoladen-Mandel-Parfaits in zwei Gläser portionieren und servieren.

Tipp: Das Parfait lässt sich gut mit frischen Erdbeeren kombinieren. Schneide die Erdbeeren dazu in Scheiben und schichte sie abwechselnd mit dem Parfait in einem Glas übereinander.

Zutaten:

- 2 Tassen Buchweizen
- 2 Bananen (gewürfelt)
- 1 Tasse Mandelmilch
- 2 EL ungesüßtes Kakaopulver
- 1 TL Vanilleextrakt
- 1/2 TL Zimtpulver
- 2 EL Ahornsirup
- 1/2 Tasse geröstete Mandeln (gehackt)

Ergibt 4 Portionen
(für insgesamt 2 Tage)
Zubereitung:
ca. 10 Minuten

Für Tag 2:

Banane schälen, in feine Scheiben schneiden und zu dem restlichen Parfait vom Vortag geben.
Du kannst hierzu das Parfait und die Bananenscheiben in zwei Gläsern in mehreren Schichten übereinander anrichten.

Zusätzliche Zutat:

- 1 Banane

2: Rote-Linsen-Grünkohl-Suppe

➔ vom Vortag

Gib zur restlichen Linsensuppe vom Vortag Grünkohl, Tomaten und Gemüsebrühe hinzu.
Bringe die Suppe anschließend unter häufigem Rühren kurz zum Kochen.

Zusätzliche Zutaten:

- 3–4 Tassen Grünkohl (in Streifen geschnitten)
- 1–2 Tomaten (gewürfelt)
- 2 Tassen Gemüsebrühe

Vorbereitung für morgen:

Kidneybohnen über Nacht in Wasser einweichen lassen.

»Und Gott sagte ›Liebe deinen Feind‹ und ich gehorchte ihm und liebte mich selbst.«

Khalil Gibran

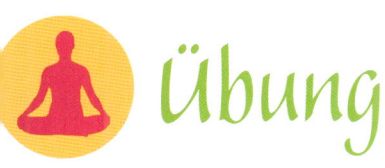

Übung

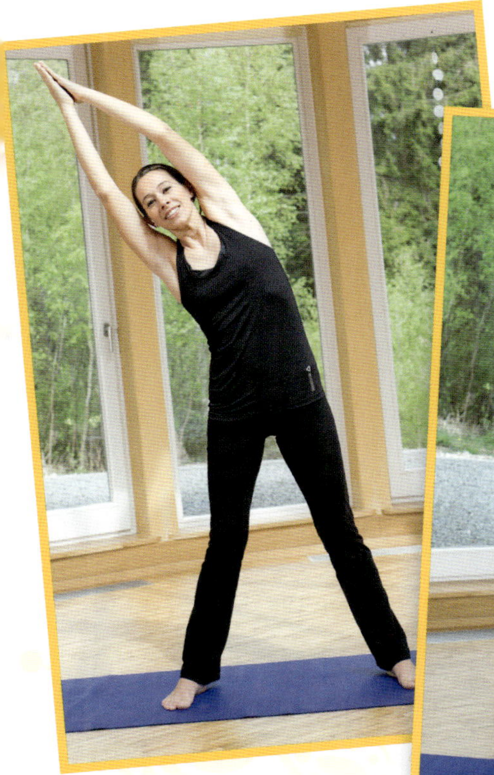

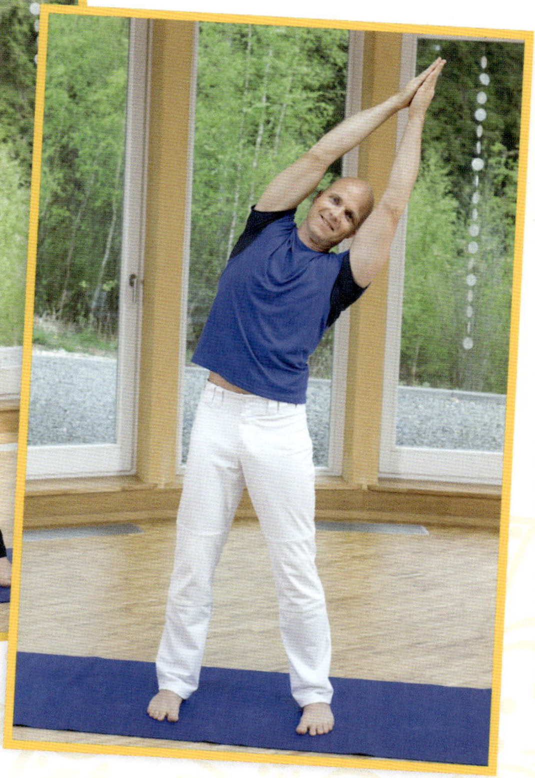

Stelle die Beine etwa schulterbreit auseinander und strecke die Arme über den Kopf. Die Handflächen liegen flach aufeinander, die Daumen sind parallel.

Einatmen, strecke dich, ausatmen beuge dich nach links. Halte die Stellung ein paar Atemzüge lang. Dann kehre zurück zur Mitte.

Wiederhole auf der rechten Seite.

Wiederhole auf jeder Seite 2- bis 3-mal.

Vorbereitung für morgen:

Für Gericht 1: Kidneybohnen in Wasser einweichen, am besten über Nacht.

Morgens: Rührtofu → Rezept vom Tag 21

Ergibt 4 Portionen
(für insgesamt 2 Tage)
Zubereitung:
ca. 35 Minuten

1: Tofu-Bohnen-Brot

Kidneybohnen über Nacht in Wasser einweichen und anschließend gut waschen.

In einem mittelgroßen Topf mit reichlich Wasser und etwas Salz etwa 30 Minuten bei mittlerer Hitze köcheln lassen, bis die Bohnen weich sind.

Tofu klein bröseln und mit Salz und Pfeffer würzen. Öl in einer Pfanne erhitzen und den Tofu bei mittlerer Hitze etwa 8 Minuten braten.

Währenddessen Paprika und Tomaten waschen, putzen und in grobe Würfel schneiden.

Anschließend alle Zutaten für den Aufstrich, bis auf die Tomaten, in einen Mixer geben und fein pürieren. Sollte es zu trocken werden, kannst du noch etwas Mandelmilch hinzugeben.

Entnimm die Hälfte des Aufstrichs, fülle ihn in ein luftdicht verschlossenes Behältnis und bewahre ihn im Kühlschrank für das Mittagessen am Tag 5 auf.

Die Tomatenwürfel mit einem Löffel unter den restlichen Aufstrich heben.

Zutaten:

Für den Aufstrich:
- 200 g Kidneybohnen (getrocknet)
- 250 g Tofu (natur)
- 1 EL Olivenöl
- 2 rote Paprikaschoten
- 2 Tomaten
- 100 ml Mandelmilch
- 1 EL Majoran (getrocknet)
- 1 EL Oregano (getrocknet)
- 1 TL Thymian (getrocknet)
- 4–5 EL frischer Koriander (grob gehackt)
- Paprikapulver, Chilipulver, Kreuzkümmel, Salz und Pfeffer nach Geschmack
- 2–3 Blätter Eisbergsalat pro Scheibe Brot
- 2–4 Scheiben Brot nach Belieben (Hinweis: Du kannst entweder dein Lieblingsbrot verwenden oder mit dem Rezept auf Seite 167 ein neues Lieblingsbrot entdecken)

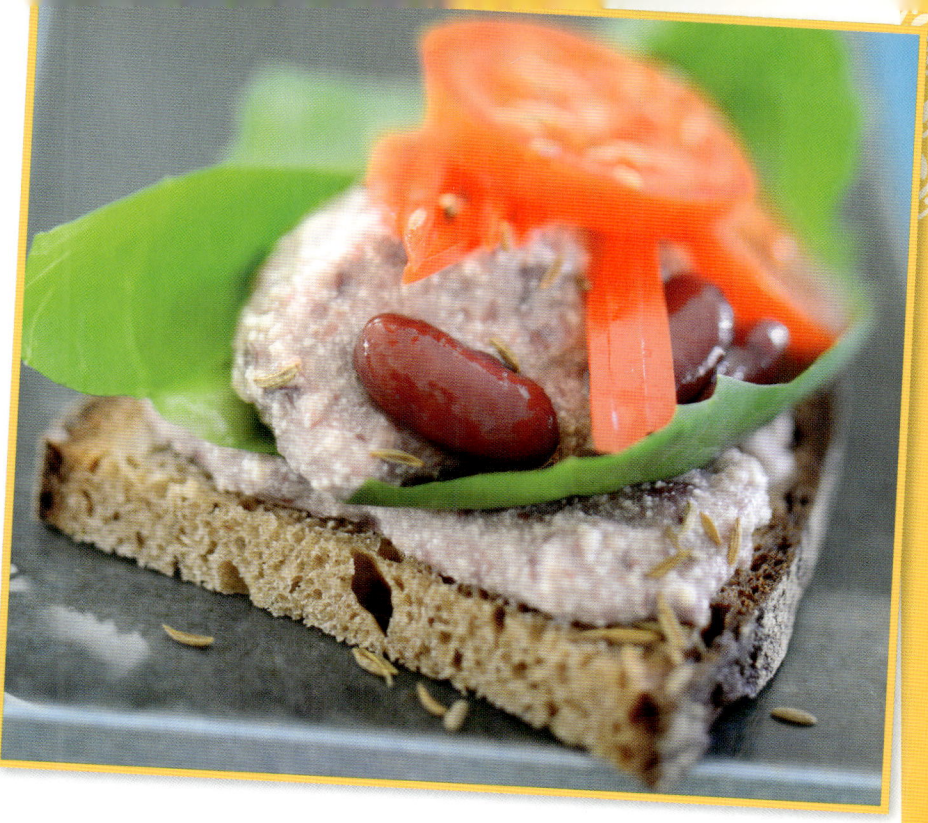

2: Kartoffel-Spargel-Linsen-Salat

Den Backofen auf 220° Umluft vorheizen.

Kartoffeln schälen, waschen und grob würfeln.

Lege zwei Backbleche mit Backpapier aus. Gib die Kartoffeln auf das eine Backblech, besprenkle sie mit 1/2 EL Olivenöl. Massiere das Öl kurz in die Kartoffeln ein und gib Salz und Pfeffer hinzu. Lass die Kartoffeln etwa 15 Minuten im Ofen (Mitte) garen.

Zutaten:

Für den Salat:
- 3 mittelgroße, gelbe Kartoffeln
- 1 EL Olivenöl
- 1 Tasse Linsen (ungekocht)
- 2 Tassen Wasser
- 6–8 grüne Spargelstangen
- 1/2 Bund frischer Dill
- Salz und Pfeffer nach Geschmack

Für das Dressing:
- 2 EL Senfkörner
- 2 EL Dijon-Senf
- 4 EL Olivenöl
- 3 EL Limettensaft
- 1 Prise Salz

Wasche in der Zwischenzeit gründlich die Linsen. Gib die Linsen dann in einen mittelgroßen Topf und füge das Wasser hinzu. Bringe das Wasser zum Kochen und lass die Linsen bei mittlerer Hitze etwa 20 Minuten köcheln. Eventuell musst du Wasser nachgeben. Wenn die Linsen weich sind, gieß das Wasser ab und salze sie.

Wende die Kartoffeln nach 15 Minuten und gare sie für weitere 10–15 Minuten.

Den Spargel schälen und in mundgerechte Stücke schneiden. Den Spargel auf dem zweiten Backblech verteilen und 1/2 EL Olivenöl, Salz und Pfeffer darüber geben. Den Spargel ebenfalls im Ofen (oben) für etwa 15 Minuten garen.

Hinweis: Du kannst gelegentlich mit einer Gabel überprüfen, ob die Kartoffeln und der Spargel bereits weich sind. Wenn ja, kannst du sie aus dem Ofen nehmen.

Für das Dressing alle angegebenen Zutaten in einer kleinen Schüssel verrühren.

Sind die Kartoffeln und der Spargel weich, dann vermenge sie zusammen mit den Linsen in einer Schüssel. Fülle die Hälfte für morgen ab und gib sie nach dem Abkühlen in einem luftdichten Behälter in den Kühlschrank. Gieße die Hälfte des Dressings über den Salat und hebe es gründlich unter. Gib das restliche Dressing ebenfalls für morgen in den Kühlschrank.

Dill waschen, trocken schütteln und fein hacken.

Den lauwarmen Kartoffel-Spargel-Linsen-Salat mit dem Dill garnieren und servieren.

Alternative Zubereitung: Du kannst anstelle des Spargels auch grüne Bohnen (in etwa 2 Tassen, geschnitten) verwenden. Gare die Bohnen dabei nicht im Ofen, sondern dünste sie stattdessen in etwas Wasser in einer Pfanne bei mittlerer Hitze auf dem Herd, bis sie fast weich sind.

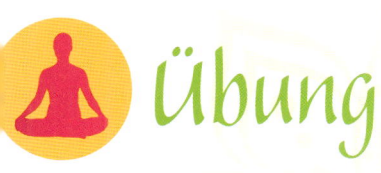

Übung

»Es ist unsere Pflicht, den
Körper gesund zu erhalten, denn sonst
werden wir nicht in der Lage sein, den
Geist klar und kraftvoll zu erhalten.«

Buddha

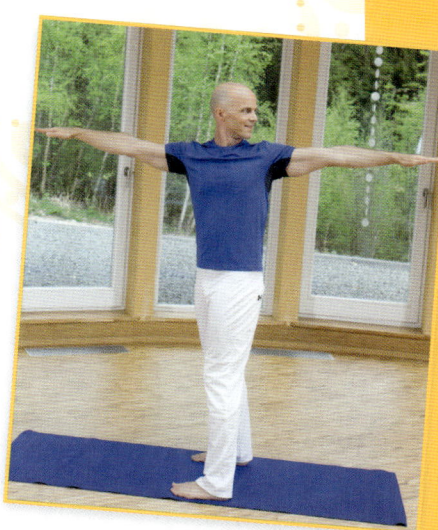

Stelle die Beine schulterbreit auseinander. Strecke die Arme zur Seite auf Schulterhöhe aus.

Drehe dich mit der Ausatmung nach links. Stelle dir hierbei vor, dass die linke Schulter die Bewegung führt. Der Kopf dreht nur leicht mit, sodass keine Spannung im Nacken entsteht. Versuche, die Wirbelsäule möglichst aufrecht zu halten.

Komme zurück in die Mitte und drehe dich dann zur anderen Seite.

Wiederhole 2- bis 3-mal pro Seite.

Morgens: Apfelpfannkuchen ➔ Rezept vom Tag 20

1: Kartoffel-Spargel-Linsen-Salat ➔ vom Vortag

Heute kannst du den Kartoffel-Spargel-Linsen-Salat von gestern gerne kalt genießen. Der Salat eignet sich auch hervorragend für unterwegs und kann in einer auslaufsicheren Dose mitgenommen werden.

2: Quinoajambalaya

Ergibt 2 Portionen
Zubereitung:
ca. 35 Minuten

Quinoa gründlich abspülen, Tofu in grobe Würfel schneiden.

Paprika und Tomaten waschen, putzen und in feine Würfel schneiden. Möhren und Sellerie putzen und in feine Scheiben schneiden. Spinat waschen, putzen und mit einem Wiegemesser grob schneiden.

Öl in einer Pfanne erhitzen und die Tofuwürfel darin knusprig braun anbraten. Sojasauce zugeben und 1 weitere Minute braten. Den Tofu aus der Pfanne nehmen und auf Küchenpapier abtropfen lassen.

In derselben Pfanne Paprika, Sellerie und Möhren andünsten. Spinat, Basilikum und Thymian zugeben und kurz mitbraten. Anschließend Quinoa, Tomaten, Gemüsebrühe und das Lorbeerblatt hinzufügen und die Zutaten zugedeckt etwa 15–20 Minuten bei geringer Hitze köcheln lassen, bis die Flüssigkeit aufgesogen ist.

Das Lorbeerblatt entfernen. Den Tofu unterheben und kurz erhitzen. Das Quinoajambalaya mit Salz und Pfeffer abschmecken und servieren.

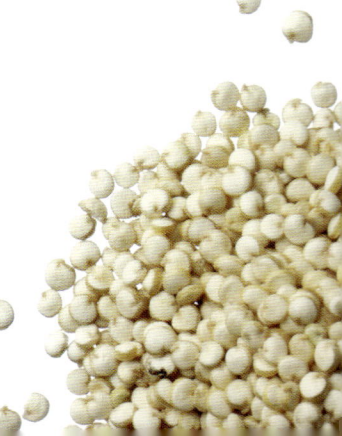

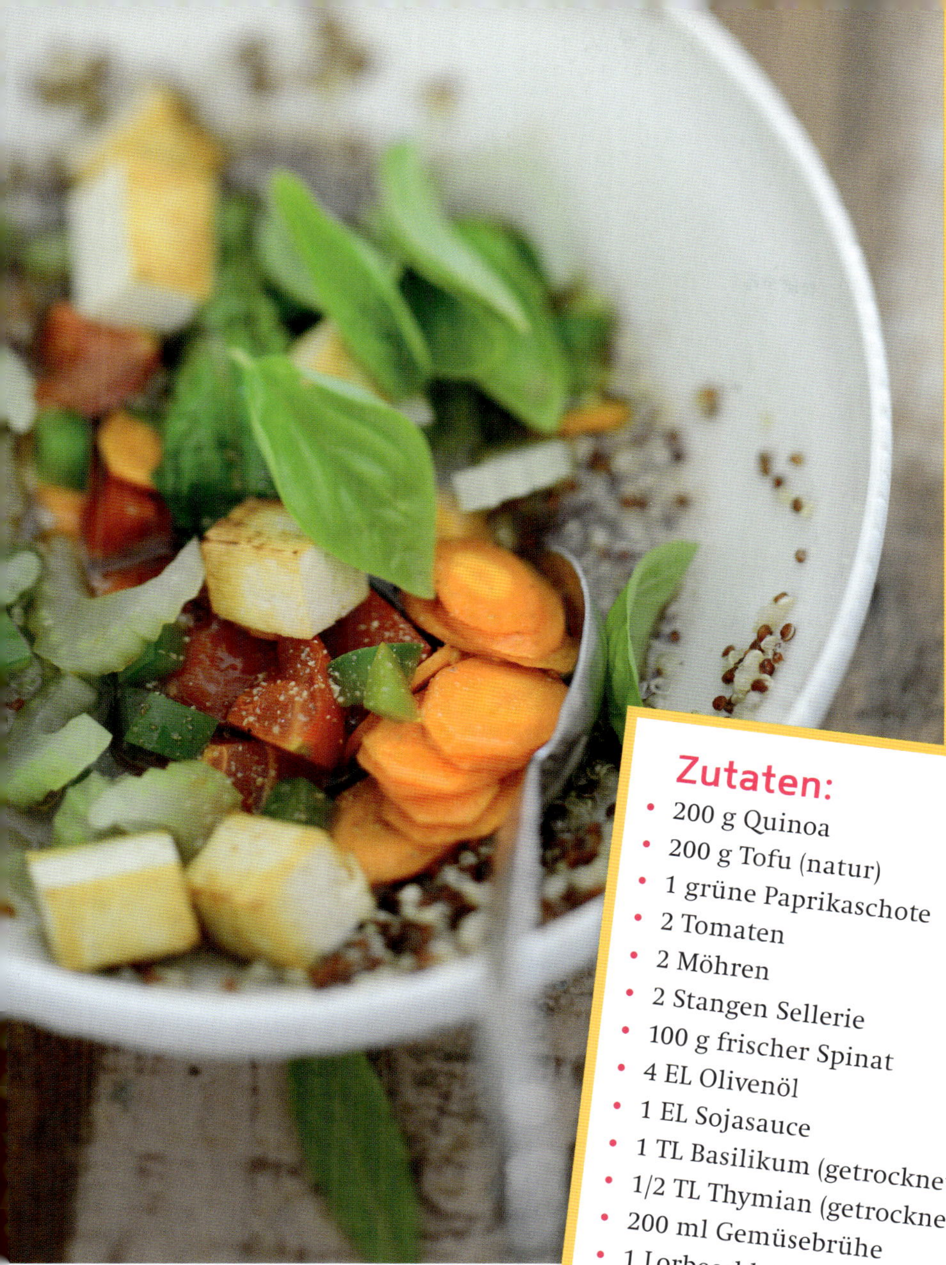

Zutaten:

- 200 g Quinoa
- 200 g Tofu (natur)
- 1 grüne Paprikaschote
- 2 Tomaten
- 2 Möhren
- 2 Stangen Sellerie
- 100 g frischer Spinat
- 4 EL Olivenöl
- 1 EL Sojasauce
- 1 TL Basilikum (getrocknet)
- 1/2 TL Thymian (getrocknet)
- 200 ml Gemüsebrühe
- 1 Lorbeerblatt
- Salz und Pfeffer nach Geschmack

Vorbereitung für morgen:

Für morgen kannst du zusätzlich 1 Tasse Quinoa mit 3 Tassen Wasser zum Kochen bringen und anschließend bei geringer Hitze abgedeckt etwa 15–20 Minuten köcheln lassen, bis das Wasser aufgesogen ist. Die Quinoa abkühlen lassen und in den Kühlschrank stellen.

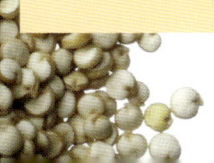

Übung

»Ehrlichkeit mag dir nicht viele
Freunde bringen, aber sie bringt
dir die richtigen.«

John Lennon

Komme in die Tischstellung auf Hände und Knie. Hebe den Kopf leicht und schaue auf einen Punkt vor dir am Boden.

Dann strecke das linke Bein nach hinten aus. Halte die Stellung für einige Momente und atme dabei tief ein und aus.

Komme aus der Stellung und wiederhole mit dem rechten Bein.

Wiederhole auf jeder Seite 2-mal.

Hebe das linke Bein erneut und strecke nun den rechten Arm nach vorne aus. Halte die Stellung und atme tief in den Bauch.

Löse die Stellung und wiederhole mit rechtem Bein und linkem Arm.

Wiederhole die Übung auf jeder Seite noch 2-mal.

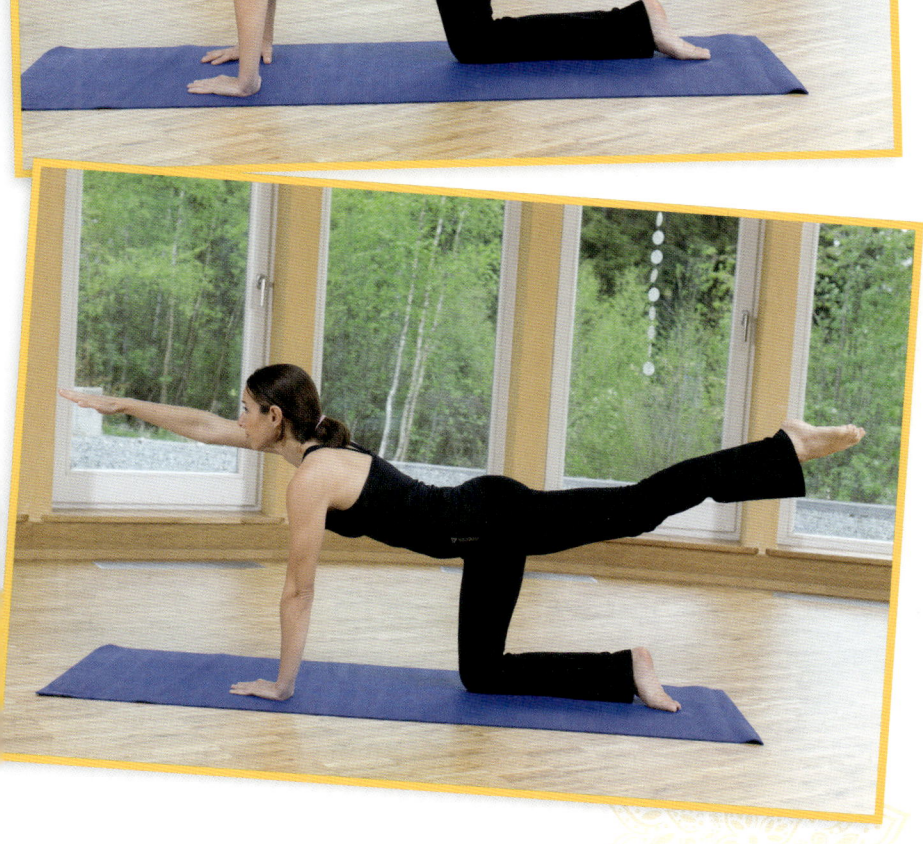

Vorbereitung:

Für Gericht 2: Koche die Quinoa am Abend vorher.

Morgens: Süßer Amaranth ➜ Rezept vom Tag 26

1: Tofu-Bohnen-Brot ➜ Rezept vom Tag 3

Am besten nimmst du den Brotaufstrich etwa 1/2 Stunde vor dem Verzehr aus dem Kühlschrank. Wenn du möchtest, gib noch ein paar frische Tomatenwürfel hinzu.

Bereite das Brot ansonsten wie an Tag 3 beschrieben vor.

Zusätzliche Zutaten:
- 1 Tomate (gewürfelt)
- 2–4 Scheiben Brot nach Belieben

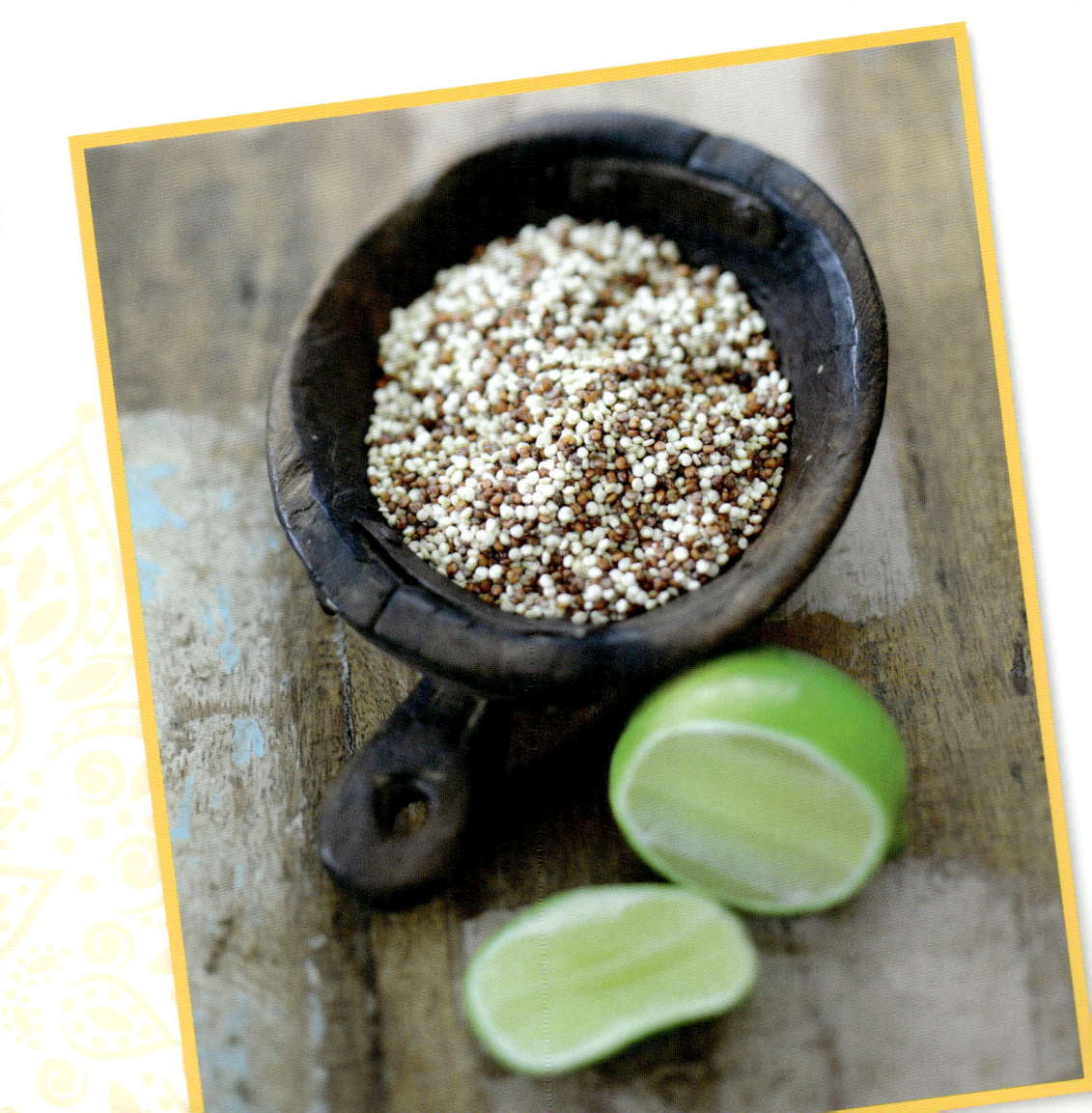

2: Kümmel-Limetten-Quinoa-Salat

Koriander waschen, trocken schütteln und fein hacken. Möhren putzen und fein reiben. Quinoa, Koriander und Möhren in einer großen Schüssel vermengen.

Für das Dressing die Zutaten in einer kleinen Schüssel verrühren und anschließend über den Salat gießen.

Würze den Salat vor dem Verzehr nach Belieben mit Salz und Pfeffer.

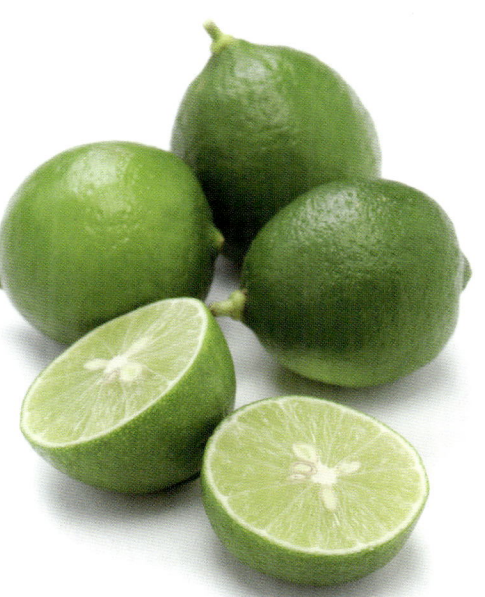

Zutaten:

Für den Salat:
- 1 Bund frischer Koriander
- 2 Möhren
- 2 Tassen gekochte Quinoa (siehe Vortag)
- Salz und schwarzer Pfeffer nach Geschmack

Für das Dressing:
- 3 EL Limettensaft
- 2 EL Olivenöl
- 1 TL Kümmel (gemahlen)
- 1 TL Ahornsirup
- 1/2 TL Salz

Ergibt 2 Portionen
Zubereitung:
ca. 5 Minuten

Vorbereitung für morgen:
Weiche Reis und Mung Dal in Wasser ein, am besten über Nacht.

 Übung

> »Schmerz ist unvermeidlich,
> Leiden ist freiwillig.«
>
> Buddha

Setze dich auf einen Stuhl, hebe das linke Knie in Richtung Oberkörper und senke den Kopf in Richtung Knie. Halte die Stellung und atme tief weiter.

Senke das Bein, richte den Rücken wieder auf. Führe die Übung nun mit dem rechten Bein durch.

Wiederhole 2- bis 3-mal pro Seite.

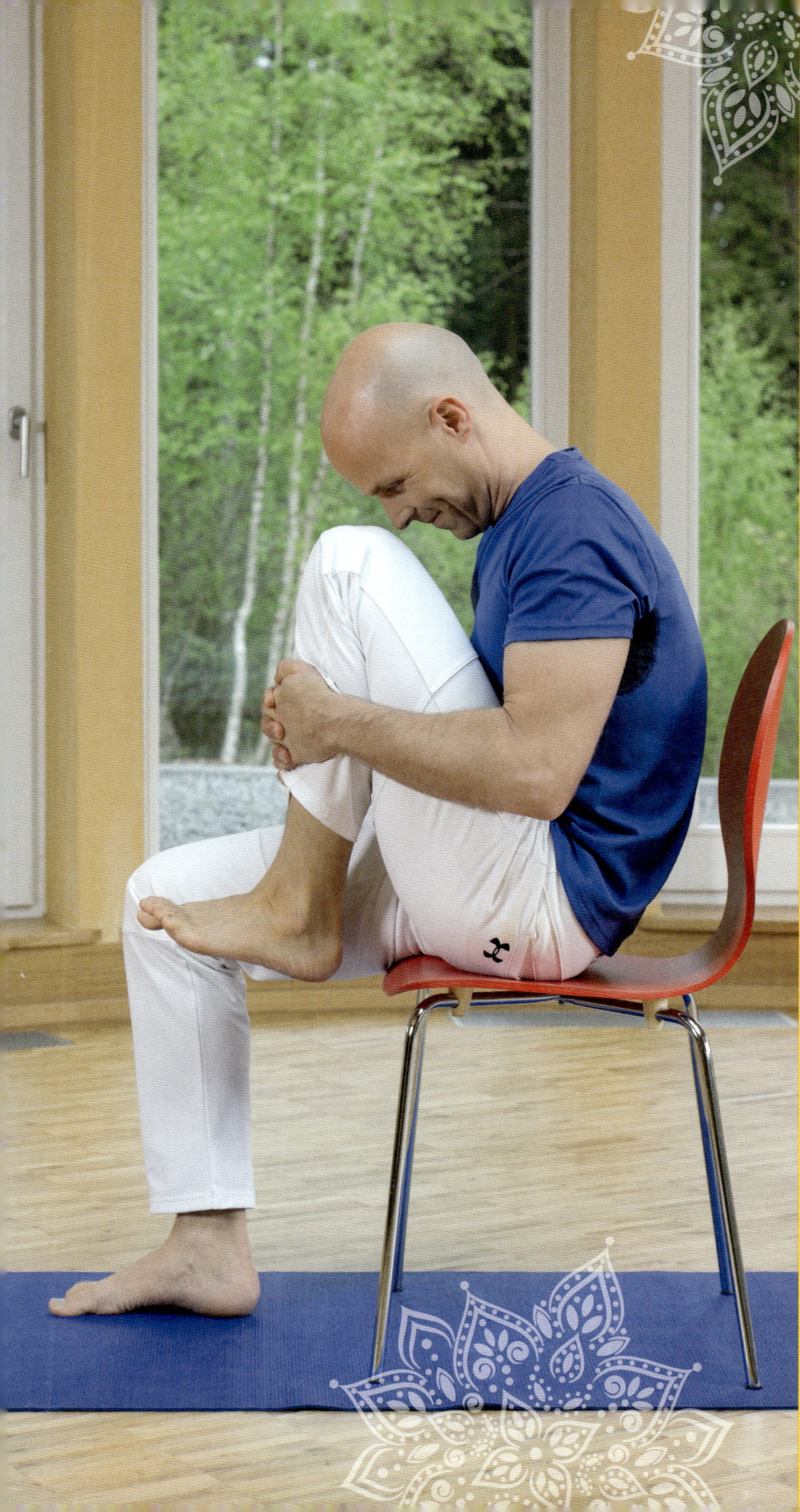

Tag 5

Vorbereitung:

Für morgens: Reis und Mung Dal über Nacht in Wasser einweichen.

Ergibt 4 Portionen
(für insgesamt 2 Tage)
Zubereitung:
ca. 40 Minuten

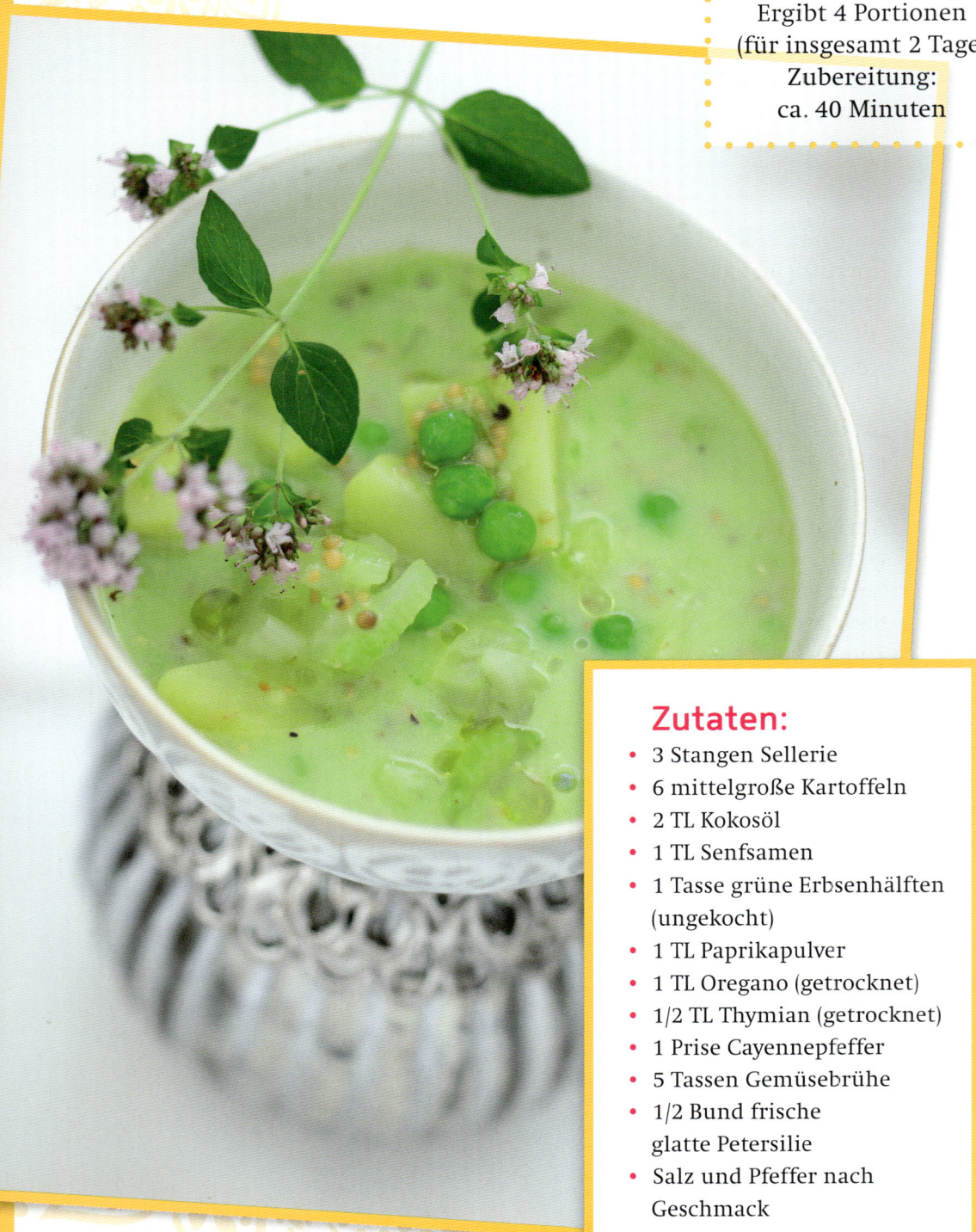

Zutaten:

- 3 Stangen Sellerie
- 6 mittelgroße Kartoffeln
- 2 TL Kokosöl
- 1 TL Senfsamen
- 1 Tasse grüne Erbsenhälften (ungekocht)
- 1 TL Paprikapulver
- 1 TL Oregano (getrocknet)
- 1/2 TL Thymian (getrocknet)
- 1 Prise Cayennepfeffer
- 5 Tassen Gemüsebrühe
- 1/2 Bund frische glatte Petersilie
- Salz und Pfeffer nach Geschmack

2: Kartoffelsuppe

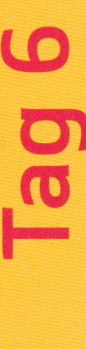

Sellerie und Kartoffeln putzen und in mundgerechte Würfel schneiden.

Öl in einem großen Topf erhitzen und die Senfsamen ein paar Minuten bei hoher Hitze sautieren, bis sie anfangen zu poppen.

Hinweis: Achte darauf, dass sie nicht anbrennen!

Sellerie, Kartoffeln, Erbsen, Gewürze und Gemüsebrühe hinzufügen und gut umrühren. Die Suppe zum Kochen bringen und anschließend für 20–30 Minuten bei geringer Hitze köcheln lassen, bis die Erbsen und Kartoffeln weich sind.

In der Zwischenzeit die Petersilie waschen, trocken schütteln und fein hacken.

Am Ende der Garzeit etwa 3 Tassen der Suppe in den Mixer geben. Beginne mit dem Mixen zunächst auf kleiner Geschwindigkeitsstufe und erhöhe das Tempo langsam, bis alles fein püriert ist. Fülle die Suppe zurück in den Topf und rühre gründlich um.

Fülle die Hälfte der Suppe für morgen ab und gib diese nach dem Abkühlen luftdicht verpackt in den Kühlschrank.

Die Kartoffelsuppe noch einmal kurz aufkochen lassen und unmittelbar vor dem Verzehr mit der Petersilie garnieren.

Morgens: Kitchari → Rezept vom Tag 1

1: Gemischter Salat → Rezept vom Tag 26

Übung

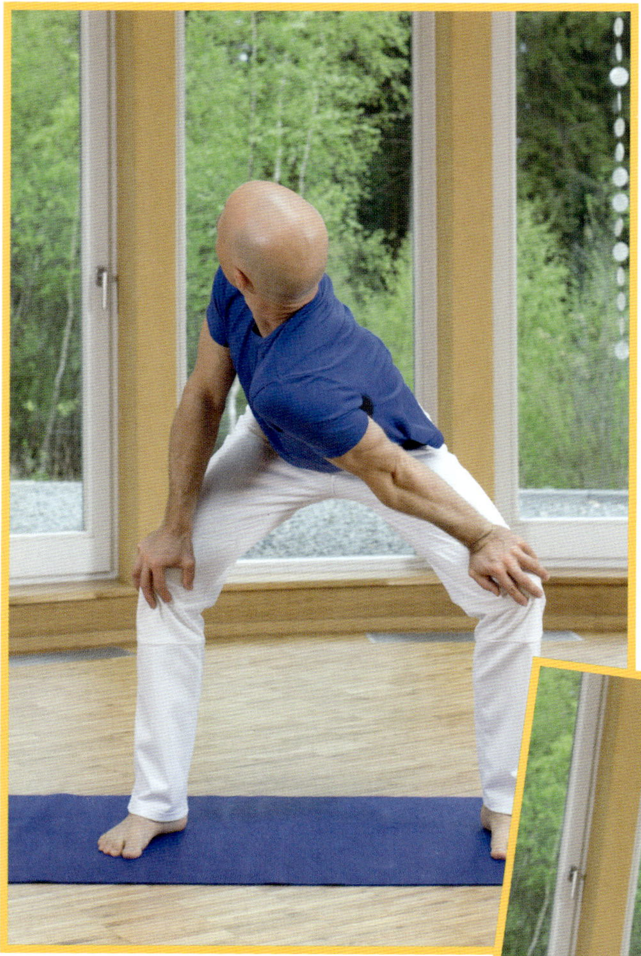

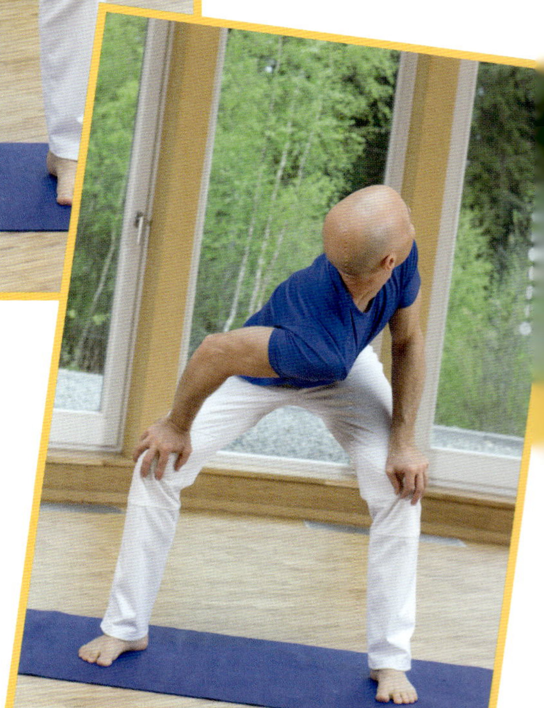

»Es ist kein Wunder, über das Wasser zu laufen. Es ist ein Wunder, über die grüne Erde zu laufen, sich des jetzigen Momentes voll bewusst zu sein und sich wirklich am Leben zu fühlen.«

Thich Nhat Hanh

Stelle die Beine etwas mehr als schulterbreit auseinander. Stütze dich mit den Händen auf den Knien ab, sodass du die Wirbelsäule lang ziehst.

Nun drehe dich ein paar Mal von Seite zu Seite und schaue über die rechte und linke Schulter.

Morgens: Kitchari ➜ vom Vortag

Der Kitchari vom Vortag wird sich dir nun als solider »Block« präsentieren. Verrühre es daher mit ausreichend Wasser, sodass keine Klumpen mehr vorhanden sind.

Erwärme das Kitchari bei geringer Hitze unter häufigem Rühren und füge, wie am Vortag, frisch geschnittenen Koriander und Ingwer sowie Limettensaft hinzu.

Zusätzliche Zutaten:

- Wasser nach Bedarf
- 1/2 Bund frischer Koriander
- etwa 1 cm großes Stück frischer Ingwer
- Saft einer 1/2 Limette

1: Pesto-*Möhren*-Zucchini-Brot

Ergibt 4 Portionen
(für insgesamt 2 Tage)
Zubereitung:
ca. 10 Minuten

Petersilie waschen und trocken schütteln.

Alle Zutaten, bis auf die Möhre, die Zucchini und das Brot, in einen Mixer (geht auch gut mit einem Stabmixer) geben. Beginne zunächst bei niedriger Geschwindigkeit und erhöhe langsam das Tempo, bis alles fein püriert ist. Das Pesto in zwei gleich große Portionen teilen und die eine Hälfte für morgen gut verschlossen im Kühlschrank aufbewahren.

Möhre und Zucchini waschen, mit einem Sparschäler ein paar lange Streifen abschneiden.

Das Brot mit dem Pesto bestreichen, abwechselnd mit Möhren- und Zucchinistreifen belegen und mit Salz und Pfeffer abschmecken.

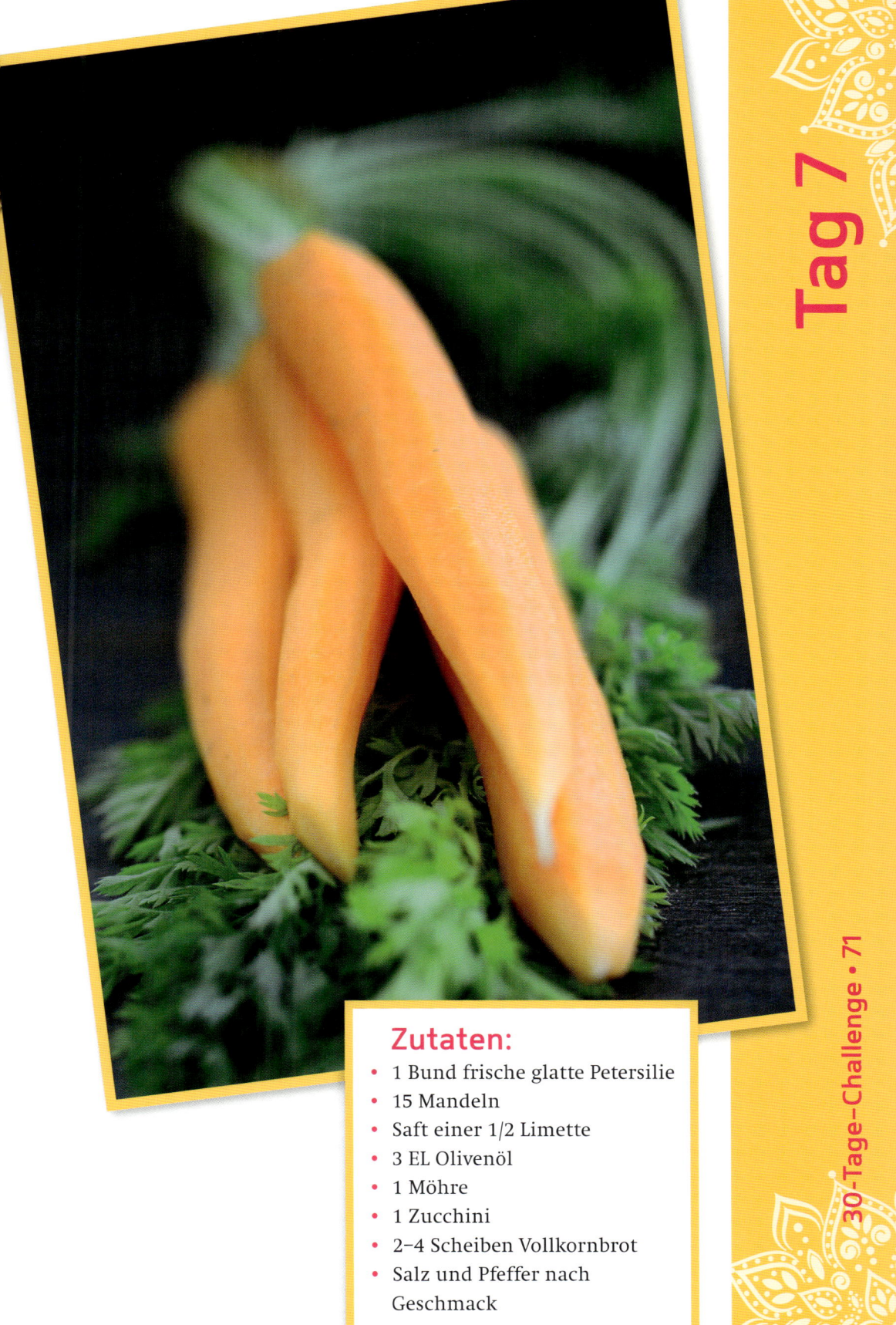

Zutaten:

- 1 Bund frische glatte Petersilie
- 15 Mandeln
- Saft einer 1/2 Limette
- 3 EL Olivenöl
- 1 Möhre
- 1 Zucchini
- 2–4 Scheiben Vollkornbrot
- Salz und Pfeffer nach Geschmack

2: Kartoffelsuppe ➜ vom Vortag

Die Suppe wird über Nacht sicherlich eingedickt sein. Am besten gibst du deshalb noch Gemüsebrühe hinzu und erwärmst die Suppe unter gelegentlichem Umrühren bei geringer Hitze.

Garniere die Kartoffelsuppe vor dem Servieren zudem mit frisch gehackter Petersilie.

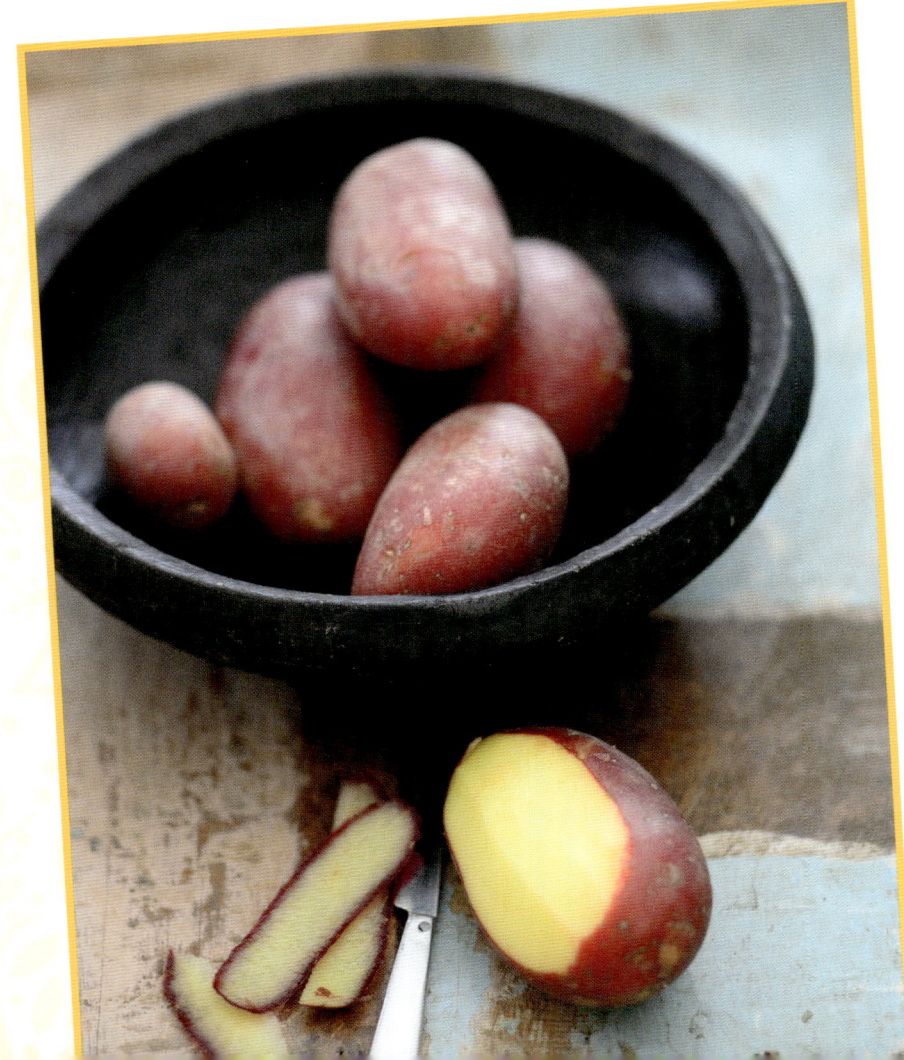

🧘 Übung

> »Nichts wird die Chance
> auf ein Überleben auf der Erde
> so steigern wie der Schritt zur
> vegetarischen Ernährung.«
>
> Albert Einstein

Stelle dich hinter einen Stuhl und halte dich mit beiden Händen an der Stuhllehne fest. Halte den Rücken aufrecht und hebe das linke Bein gestreckt hinter dir an. Halte die Stellung und atme tief weiter.

Komme aus der Stellung und wiederhole mit dem rechten Bein.

Wiederhole 2- bis 3-mal auf jeder Seite.

Morgens: Gebackener Blaubeer-Kokos-Hafer-Traum
➔ Rezept vom Tag 24

1: Pesto-Möhren-Zucchini-Brot ➔ vom Vortag

Bereite die 2–4 Brote auf die gleiche Weise wie gestern zu. Bestreiche sie dazu mit Pesto und belege sie mit Zucchini- und Möhrenstreifen nach Geschmack.

Variation 1: Zur Abwechslung kannst du die Zucchini und die Möhre auch durch 2 Tomaten und einer 1/2 Gurke ersetzen.

Variation 2: Heute keine Lust auf Brot? Dann koche 250 g Spaghetti und hebe anschließend das kalte Pesto darunter. Du kannst die Spaghetti mit dem Pesto auch erkalten lassen und für unterwegs mitnehmen.

Zusätzliche Zutaten:

- 2–4 Scheiben Vollkornbrot
- Reste der Möhre und der Zucchini (in Streifen)

2: Bulgur-Brokkoli-Salat

Die Gemüsebrühe zum Kochen bringen und dann über den Bulgur gießen, sodass dieser bedeckt ist. Den Bulgur ca. 10 Minuten ziehen lassen, bis er weich ist.

Währenddessen den Brokkoli putzen und in mundgerechte Röschen teilen. Die Paprikahälfte putzen und in feine Streifen schneiden. Den Tofu in mundgerechte Würfel schneiden. Die Möhre putzen und fein raspeln. Petersilie waschen, trocken schütteln und fein hacken.

Den Brokkoli in einem kleinen Topf mit etwas Wasser bei mittlerer Hitze etwa 7 Minuten garen, bis er etwas weich geworden ist.

Zutaten:

- 1 Tasse Gemüsebrühe
- 1 Tasse feiner Bulgur
- 1 kleiner Brokkoli (ca. 150 g)
- 1/2 rote Paprikaschote
- 100 g Tofu (natur)
- 1 Möhre
- 1/2 Bund glatte Petersilie
- 1 EL Kokosöl
- 1 EL Ahornsirup
- 2 EL gerösteter Sesam
- Saft von 1 Limette
- Salz und Pfeffer nach Geschmack

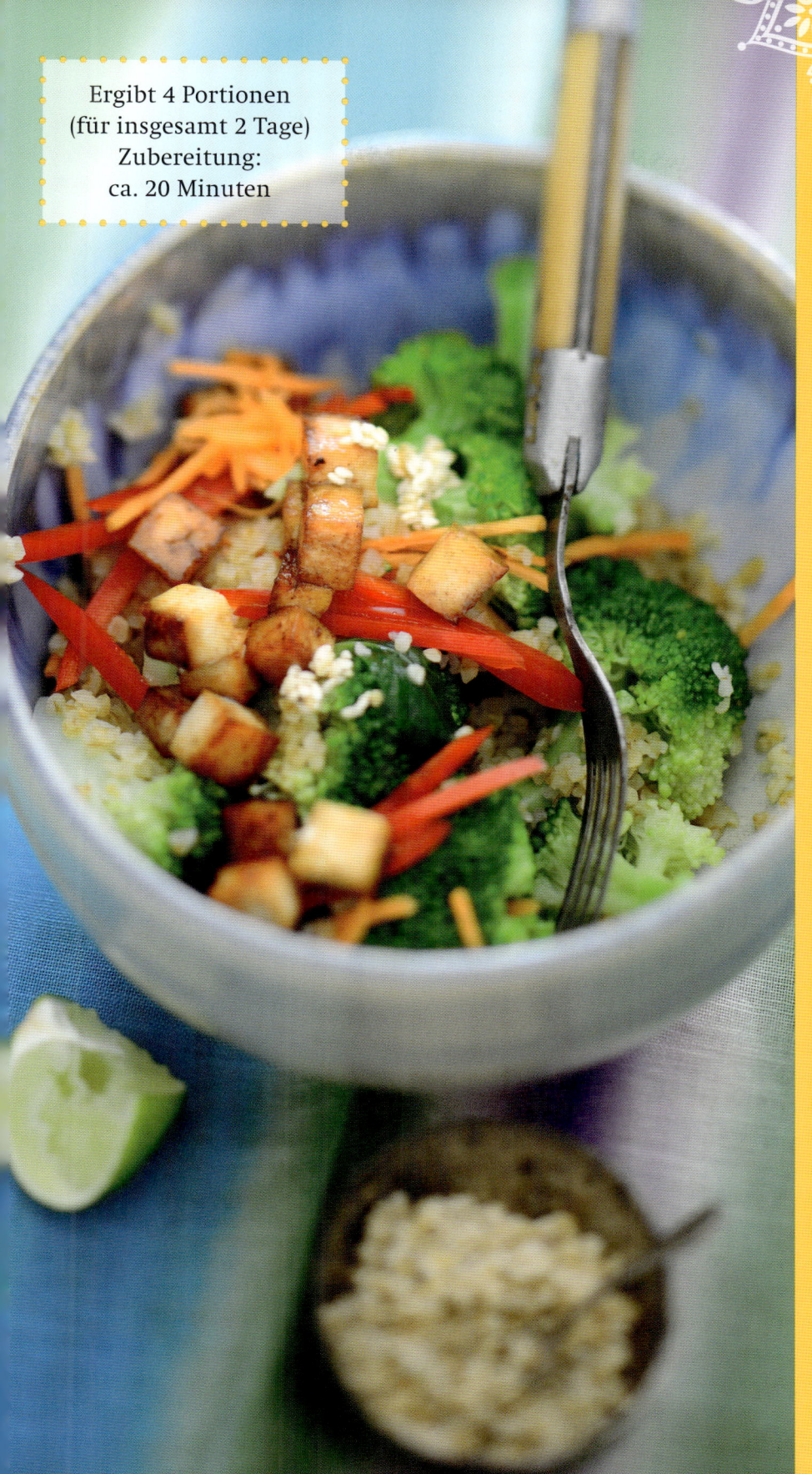

Ergibt 4 Portionen
(für insgesamt 2 Tage)
Zubereitung:
ca. 20 Minuten

> »Man kann tausend Kerzen an einer Kerze anzünden, ohne dass sich das Leben der einen Kerze verkürzen wird. Glück wird niemals weniger, wenn man es teilt.«
>
> Buddha

Kokosöl in einer mittelgroßen Pfanne erhitzen. Tofuwürfel hinzufügen und in etwa 3 Minuten von jeder Seite bei hoher Hitze anbraten. Ahornsirup, Salz und Pfeffer dazugeben und den Tofu weiterbraten, bis er goldbraun wird.

Anschließend Bulgur, Möhren, Paprika, Brokkoli, gerösteten Sesam und Tofu in einer großen Schüssel vermengen. Petersilie dazugeben. Abschließend den Limettensaft darüber träufeln und mit Salz und Pfeffer abschmecken. Lass die Hälfte des Salats abkühlen und gib sie in einem luftdichten Gefäß in den Kühlschrank.

Tipp: Am besten schmeckt der Bulgur-Brokkoli-Salat, wenn du ihn noch warm verzehrst.

Vorbereitung für morgen:
Die Kichererbsen in Wasser einweichen, am besten über Nacht.

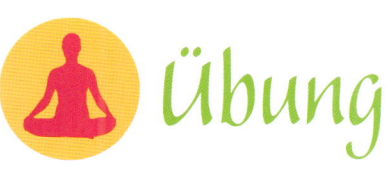

Übung

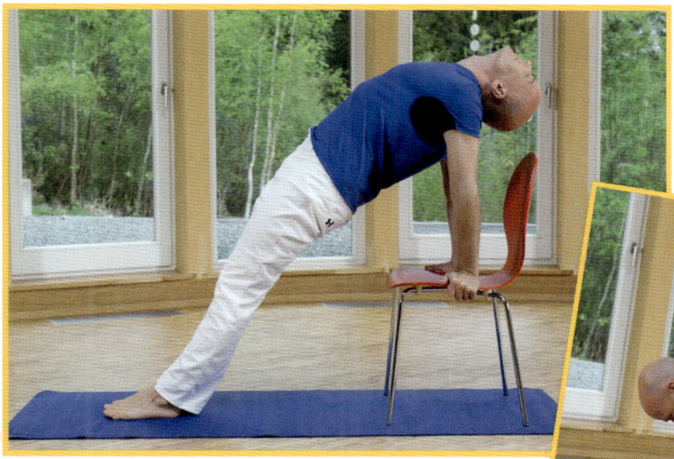

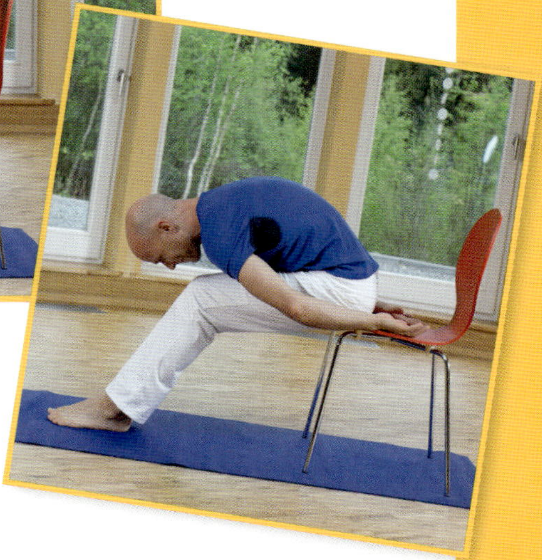

Setze dich auf einen Stuhl und stelle die Hände hinter dir auf den Stuhl.

Strecke die Beine vor dir aus und hebe mit der Einatmung das Becken so weit wie möglich an. Der Kopf rollt sanft in den Nacken.

Halte die Stellung und atme tief weiter.

Komme aus der Stellung und beuge dich leicht nach vorne, um den Rücken zu entspannen.

Wiederhole noch 2-mal.

Vorbereitung:

Für Gericht 2: Weiche die Kichererbsen über Nacht in Wasser ein.

Morgens: Rührtofu ➜ Rezept vom Tag 21

1: Bulgur-Brokkoli-Salat ➜ vom Vortag

Genieße den Bulgur-Brokkoli-Salat heute kalt. Füge dazu noch etwas frischen Limettensaft und bei Bedarf Salz und Pfeffer hinzu.

Ergibt 4 Portionen
(für insgesamt 2 Tage)
Zubereitung:
ca. 40 Minuten

2: Blumenkohl-Kichererbsen-*Curry*

Die Kichererbsen mindestens 2 Stunden (am besten über Nacht) in Wasser einweichen lassen.

Die Kirchererbsen mit ca. 10 Tassen Wasser in einen mittelgroßen Topf geben und Salz und Currypulver hinzufügen. Die Kichererbsen zum Kochen bringen und anschließend bei mittlerer Hitze etwa 25 Minuten köcheln lassen, bis sie weich sind. Entnimm etwa 1/3 der gekochten Kichererbsen, lass diese abkühlen und stelle sie in den Kühlschrank (werden an Tag 11 benötigt).Den Reis gründlich waschen und anschließend mit 4,5 Tassen Wasser und einer Prise Salz in einen mittelgroßen Topf geben.

Zutaten:

- 5 Tassen Kichererbsen (getrocknet)
- 14,5 Tassen Wasser
- 1 TL Salz
- 1/2 EL Currypulver
- 1 1/2 Tassen Basmatireis
- 1 Prise Salz
- etwa 2 cm großes Stück frischer Ingwer
- 1 kleiner Blumenkohl
- 3 Tomaten
- 2 EL Kokosöl
- 2 TL Koriander (gemahlen)
- 1 TL Kümmel (gemahlen)
- 1 TL Kurkuma (gemahlen)
- 1 Tasse Kokosmilch
- 1/2 Bund frischer Koriander
- Salz und Pfeffer nach Geschmack

Den Reis zum Kochen bringen und danach bei geringer Hitze halb abgedeckt köcheln lassen, bis das Wasser verkocht ist und sich kleine Löcher auf der Reisoberfläche bilden (nach etwa 15 Minuten). Hinweis: Du brauchst den Reis während des Kochens nicht umzurühren. Der Reis sollte wirklich weich gekocht sein. Wenn nötig, füge noch Wasser hinzu.

In der Zwischenzeit den Ingwer schälen und fein hacken. Den Blumenkohl putzen und in mundgerechte Röschen teilen. Tomaten waschen und in kleine Würfel schneiden.

Kokosöl in einem großen Topf erhitzen. Ingwer und Gewürze hinzufügen und für 1–2 Minuten anbraten. Kichererbsen, Blumenkohl, Tomaten und Kokosmilch ebenfalls in den Topf geben.

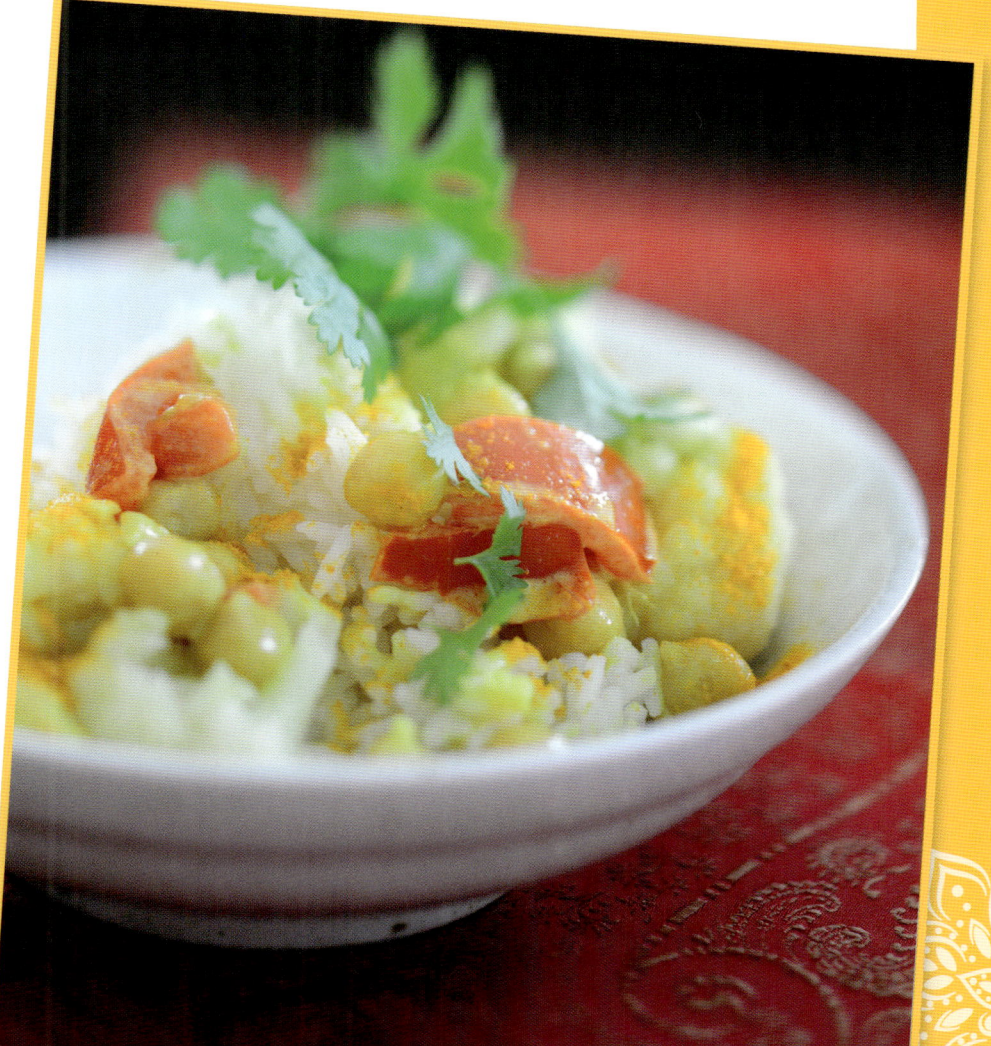

Das Ganze zum Kochen bringen und anschließend für etwa 15 Minuten bei geringer Hitze abgedeckt köcheln lassen. Den Deckel abnehmen und für weitere 5 Minuten kochen lassen, bis die Sauce etwas eindickt.

Die Hälfte des Currys und des Reises abkühlen lassen und luftdicht verpackt im Kühlschrank aufbewahren.

Den Koriander waschen, trocken schütteln und fein hacken. Vor dem Servieren das Blumenkohl-Kichererbsen-Curry mit Salz und Pfeffer abschmecken.

Um den Reis ansprechend auf dem Teller anzurichten, kannst du ihn in eine Tasse geben und leicht andrücken. Stülpe ihn dann auf die Teller, sodass du kleine Reishügel formst. Gib das Blumenkohl-Kichererbsen-Curry um den Reis und garniere es mit frischem Koriander.

Tipp: Ich stelle mein Currypulver gerne selbst her (➜ Rezept Seite 166).

Vorbereitung für morgen:

Das Gericht 1 für morgen solltest du schon heute Abend vorbereiten und über Nacht im Kühlschrank kühl stellen.

»Ich habe gelernt, dass Mut nicht das Fehlen der Angst ist, sondern der Sieg darüber. Ein mutiger Mensch ist nicht jener, der keine Angst kennt, sondern derjenige, der diese Angst besiegt hat.«

Nelson Mandela

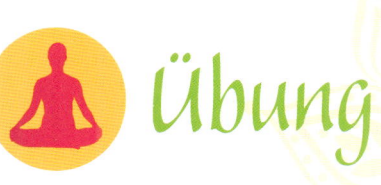

Übung

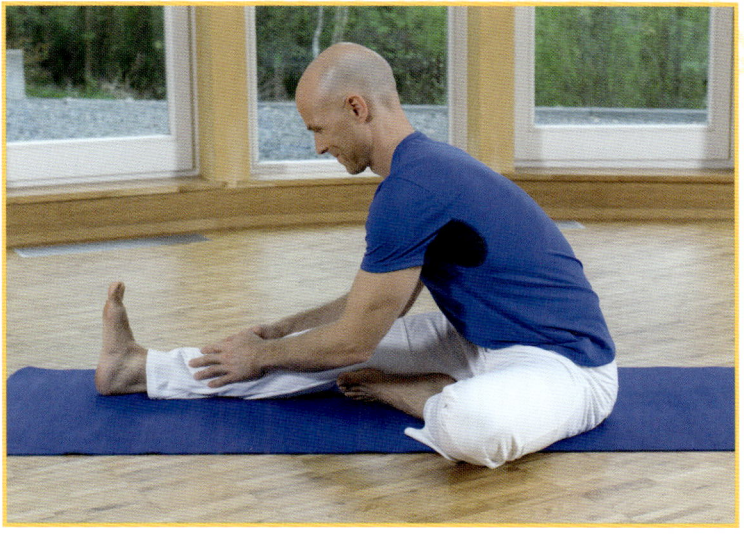

Setze dich auf den Boden, strecke das rechte Bein vor dir aus und winkle das linke Bein an, sodass der linke Fuß am rechten Bein liegt. Richte den Rücken auf und lege die Hände auf den rechten Oberschenkel.

Mit der Ausatmung gleite mit den Händen am Bein hinab und beuge dich sanft vor. Achte darauf, dass das rechte Bein gestreckt bleibt. Halte die Stellung und atme tief weiter.

Komme aus der Stellung, wiederhole noch einmal.

Dann wechsle die Seite, strecke das linke Bein und beuge das rechte.

Wiederhole auch hier 2-mal.

Vorbereitung:

Für Gericht 1: Der Chia-Bananen-Pudding sollte über Nacht im Kühlschrank stehen.

Morgens: Süßer Amaranth → Rezept vom Tag 26

1: Chia-*Bananen-* Pudding

Ergibt 2 Portionen Zubereitung: ca. 5 Minuten

(Am Abend vorher zubereiten!)

Bananen schälen und in einer Schüssel mit einer Gabel zerdrücken. Chia-Samen, Dinkelmilch, Vanilleextrakt, Zimt und Kardamom hinzufügen und mit einem Schneebesen kräftig umrühren. Das Ganze mit dem Ahornsirup abschmecken.

Fülle den Chia-Bananen-Pudding in zwei kleine Schälchen um und stelle diese abgedeckt über Nacht in den Kühlschrank.

Am nächsten Morgen kannst du den Pudding mit Mandelsplittern und Rosinen garnieren.

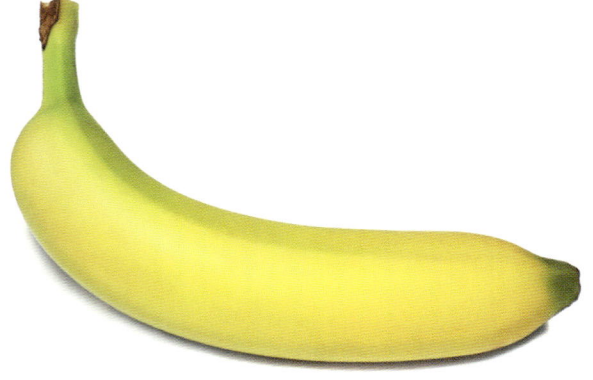

Zutaten:

- 4 kleine Bananen
- 8 EL Chia-Samen
- 2 1/2 Tassen Dinkelmilch
- 1 TL Vanilleextrakt
- 1/2 TL Zimt
- 1 Prise Kardamompulver
- 2 EL Mandelsplitter
- 2 EL Rosinen
- Ahornsirup nach Geschmack

2: Blumenkohl-Kichererbsen-Curry ➜ vom Vortag

Gib den restlichen Reis vom Vortag in eine Pfanne, füge etwas Wasser hinzu und erwärme ihn bei geringer Hitze.

Wenn das Curry sehr eingedickt ist, füge Gemüsebrühe hinzu und erwärme es ebenfalls bei geringer Hitze in einer mittelgroßen Pfanne.

Garniere das Curry vor dem Servieren mit frisch gehacktem Koriander.

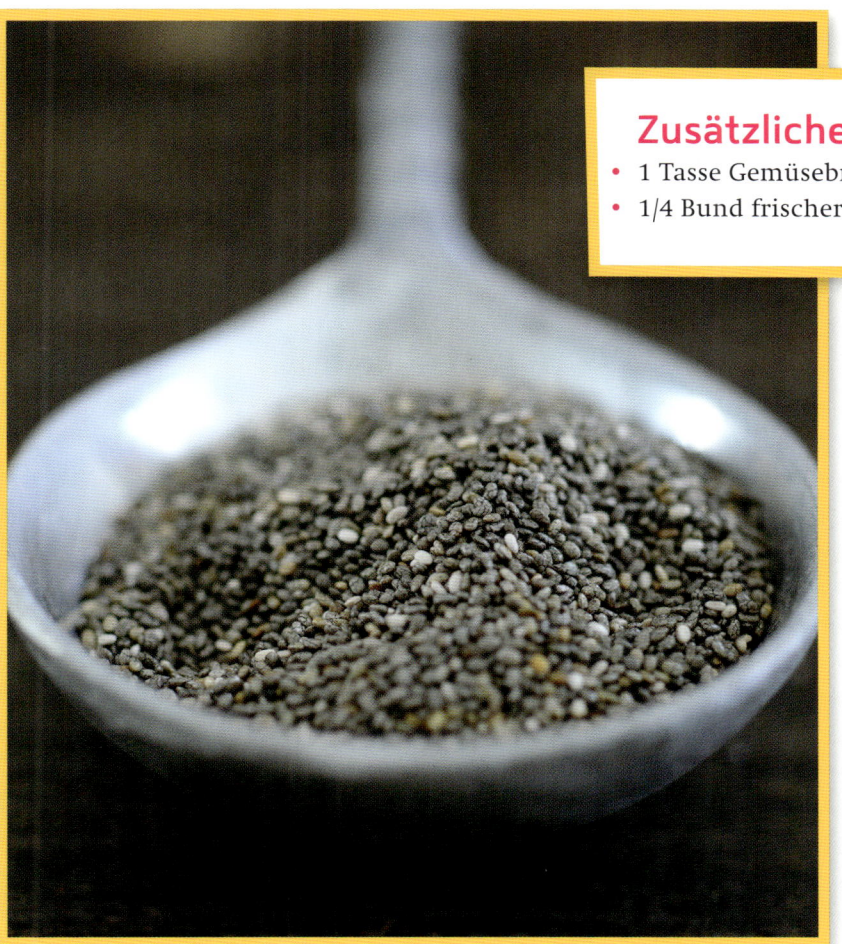

Zusätzliche Zutaten:
- 1 Tasse Gemüsebrühe
- 1/4 Bund frischer Koriander

Vorbereitung für morgen:
Weiche die Mandeln für morgens über Nacht in Wasser ein.

 **Übung**

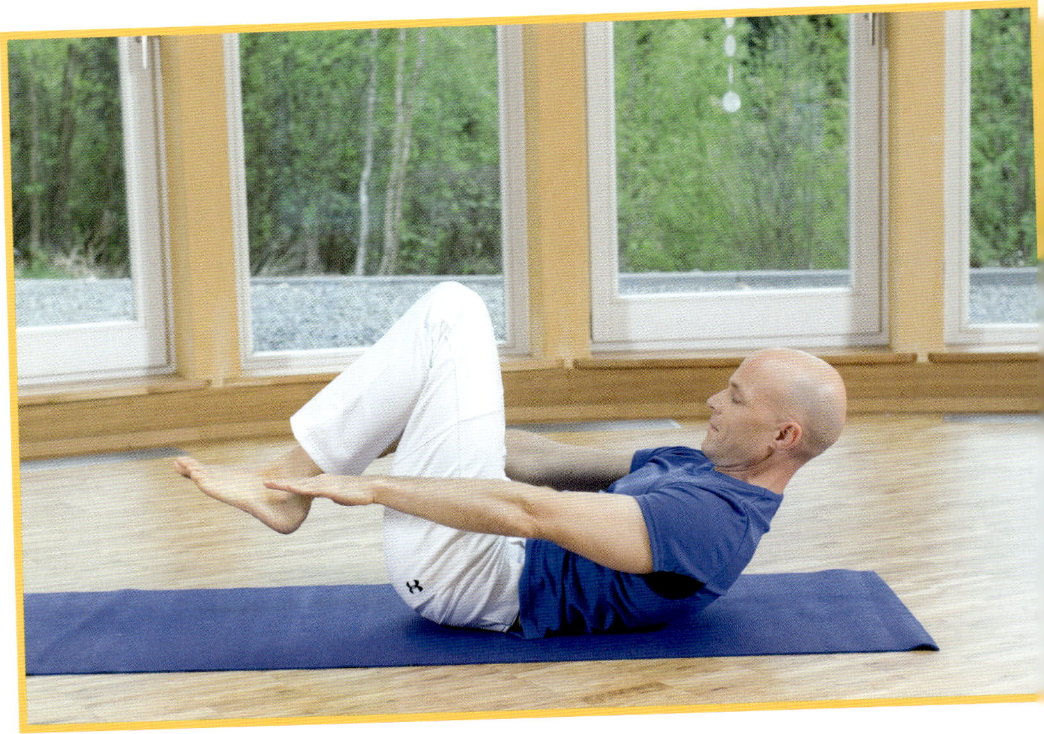

Lege dich auf den Rücken, stelle die Füße auf und lege die Arme seitlich an den Körper.

Mit der Einatmung hebe Arme, Beine und Kopf vom Boden ab. Halte die Stellung und atme tief in den Bauch. Komme mit der Ausatmung aus der Stellung.

Wiederhole 2- bis 3-mal.

»Drei Dinge können nicht lange verborgen bleiben: die Sonne, der Mond und die Wahrheit.«

Buddha

Vorbereitung:

Für morgens: Die Mandeln über Nacht in Wasser einweichen.

Morgens: Energiedrink ➔ Rezept vom Tag 28

1: Avocado-Kichererbsen-Salat

Ergibt 2 Portionen
Zubereitung: ca. 5 Minuten

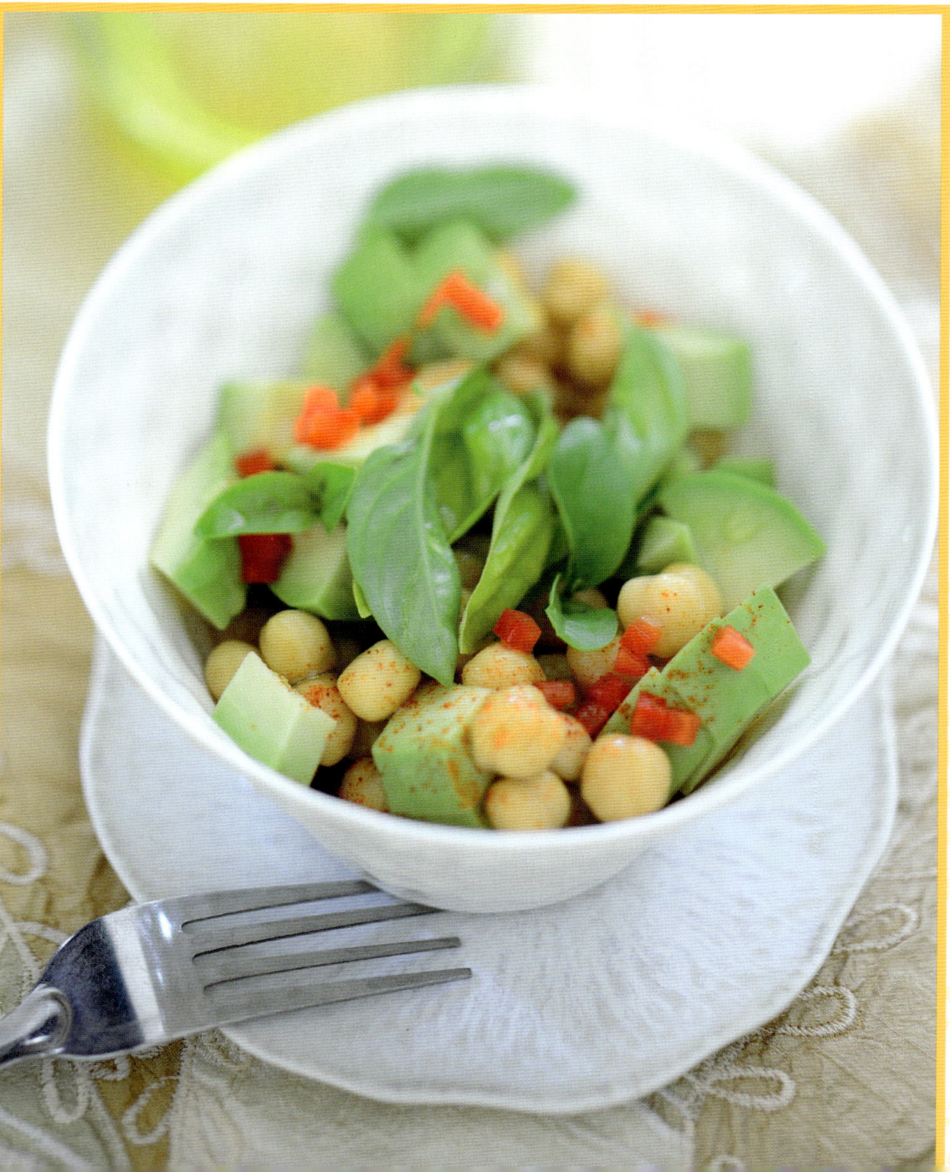

Die Avocado in grobe Würfel und die Paprika in kleine Stücke schneiden. Basilikum fein hacken. Vermenge Avocado, Paprika und Basilikum mit den gekochten Kichererbsen in einer großen Schüssel.

Limettensaft, Öl, Chilipulver, Salz und Pfeffer in einer kleinen Schüssel zu einem Dressing verrühren und unter den Salat heben.

Den Salat auf zwei Tellern anrichten und servieren.

2: Rote-Linsen-Grünkohl-Suppe → Rezept vom Tag 12

Vorbereitung für morgen:

Bereite heute Abend schon den Chia-Bananen-Pudding vor. Und weiche Reis und Mung Dal über Nacht in Wasser ein.

Zutaten:

- 1 Avocado
- 1/2 rote Paprikaschote
- 6–8 frische Basilikumblätter
- 2 Tassen gekochte Kirchererbsen (von Tag 9)
- Saft von 1/2 Limette
- 1 EL Olivenöl
- 1 Prise Chilipulver
- Salz und Pfeffer nach Geschmack

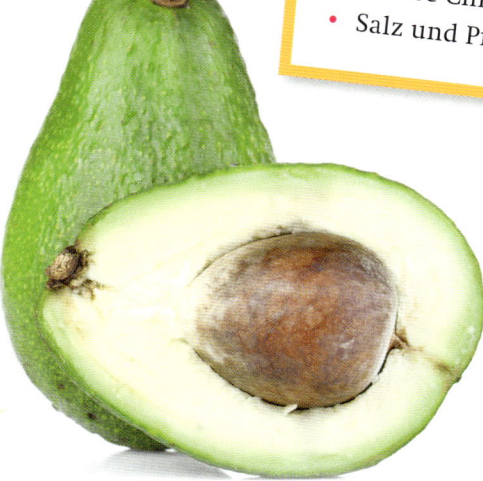

 # Übung

> »Viele Leute sagen, dass Motivation nicht anhält. Der gute Geruch nach dem Baden auch nicht, deshalb empfehlen wir es täglich.«
>
> Zig Ziglar

Stelle dich mit geschlossenen Beinen hin, die Arme sind seitlich am Körper.

Beuge dich mit geradem Oberkörper etwa 45 Grad nach vorne. Halte die Stellung und atme tief weiter.

Komme mit der Einatmung hoch und wiederhole noch 2-mal.

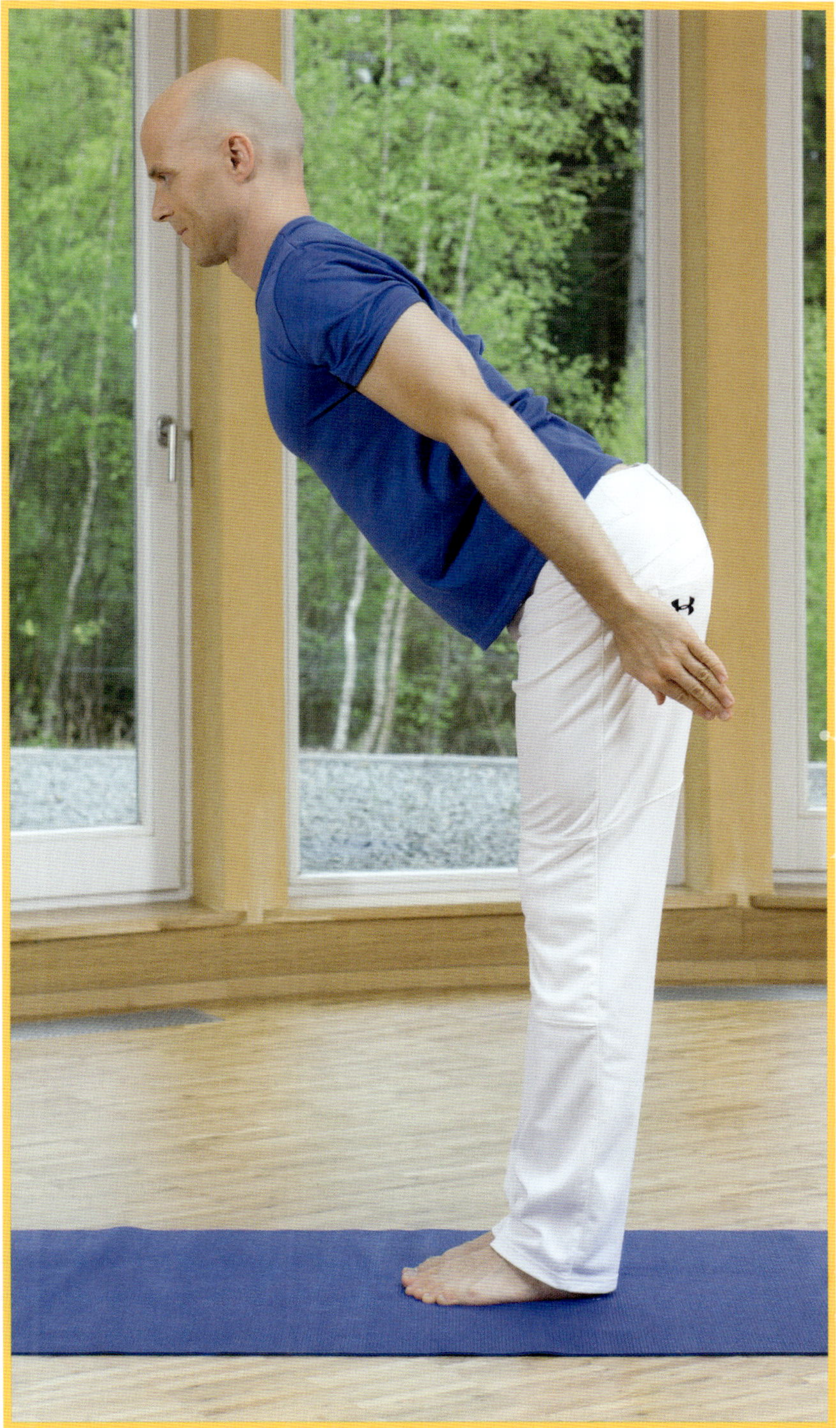

Vorbereitung:

Für morgens: Weiche Reis und Mung Dal über Nacht in Wasser ein.

Für Gericht 1: Bereite den Chia-Bananen-Pudding am Abend vorher zu.

Morgens: Kitchari → Rezept vom Tag 1

Während das Kitchari kocht, den Blattspinat waschen, abtropfen lassen und in feine Streifen schneiden.

Zusätzliche Zutat:
- 250 g frischer Blattspinat

Wenn das Kitchari ausreichend gekocht ist, entnimm die Hälfte für morgen. Gib zur heutigen Portion den geschnittenen Blattspinat hinzu und lasse ihn für 1–2 Minuten bei geringer Hitze köcheln.

Gib abschließend vor dem Servieren und wie gehabt Koriander, Ingwer und Limettensaft hinzu.

1: Chia-Bananen-Pudding
→ Rezept vom Tag 10
(am Abend vorher zubereiten)

Für Tag 12:
Zusätzliche Zutat:
- 3–4 Tassen Grünkohl (in Streifen geschnitten)

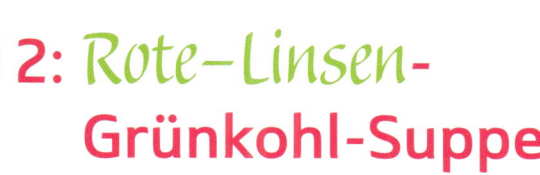

2: Rote-Linsen-
Grünkohl-Suppe

Ergibt 4 Portionen
(für insgesamt 2 Tage)
Zubereitung:
ca. 35 Minuten

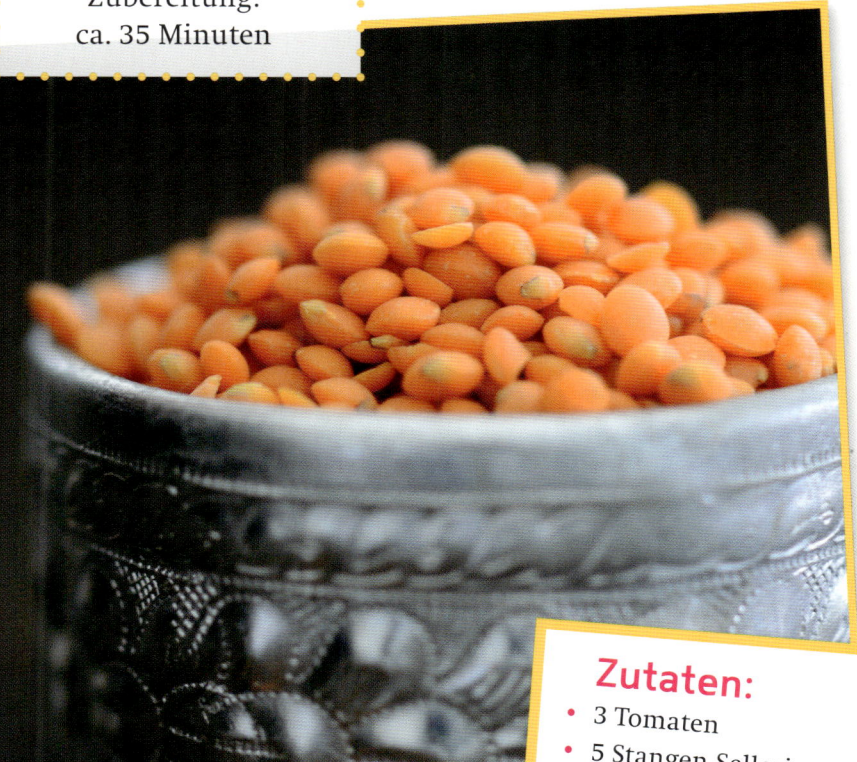

Zutaten:

- 3 Tomaten
- 5 Stangen Sellerie
- 2 TL Kokosöl
- 2 1/2 TL Kümmel (gemahlen)
- 1 TL Koriander (gemahlen)
- 1 Prise Chilipulver
- 1 TL Paprikapulver
- 1 Lorbeerblatt
- 8–10 Tassen Gemüsebrühe
- 2 Tassen ungekochte rote Linsen (gewaschen, abgetropft)
- 3–4 Tassen Grünkohl
- Salz und Pfeffer nach Geschmack

Tomaten und Sellerie waschen und in feine Stücke schneiden.

Gib den Sellerie und die Hälfte der Tomaten in einen großen Topf und sautiere sie mit dem Kokosöl für etwa 5–6 Minuten bei mittlerer Hitze an.

Rühre Kümmel, Koriander, Chili- und Paprikapulver sowie das Lorbeerblatt unter, gib Salz und Pfeffer hinzu und lass das Gemüse noch etwa 1 Minute weiterköcheln.

Gib die Gemüsebrühe und die Linsen dazu und bringe alles zum Kochen. Wenn sich Schaum auf der Wasseroberfläche bildet, schöpfe diesen immer wieder ab.
Lass das Ganze bei geringer Hitze etwa 25 Minuten köcheln, bis die Linsen weich sind.

In der Zwischenzeit den Grünkohl waschen, putzen und in feine Streifen schneiden.

Am Ende ihrer Garzeit, die Hälfte der Suppe für morgen abfüllen. Gib den Grünkohl und die restlichen Tomaten in die heutige Suppenportion und lass sie weitere 3 Minuten mitköcheln. Würze gegebenenfalls mit Salz und Pfeffer nach.

Die Rote-Linsen-Grünkohl-Suppe auf zwei tiefe Teller verteilen und servieren.

Gib zur restlichen Linsensuppe vom Vortag Grünkohl, Tomaten und Gemüsebrühe hinzu.

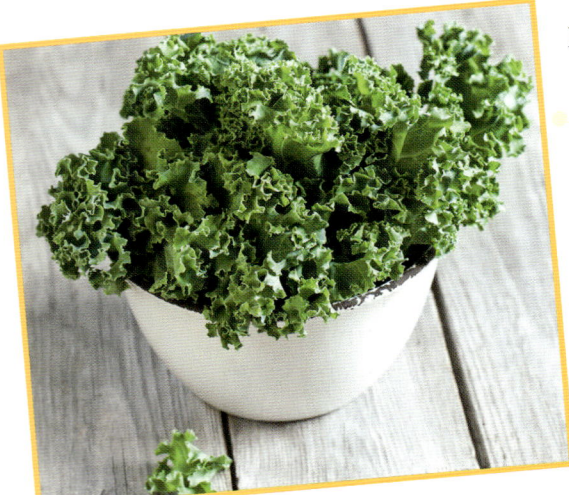

Bringe die Suppe anschließend unter häufigem Rühren kurz zum Kochen.

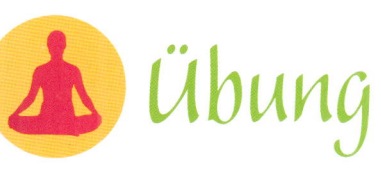 **Übung**

»Sei freundlich, wann immer es möglich ist. Es ist immer möglich.«

Dalai Lama

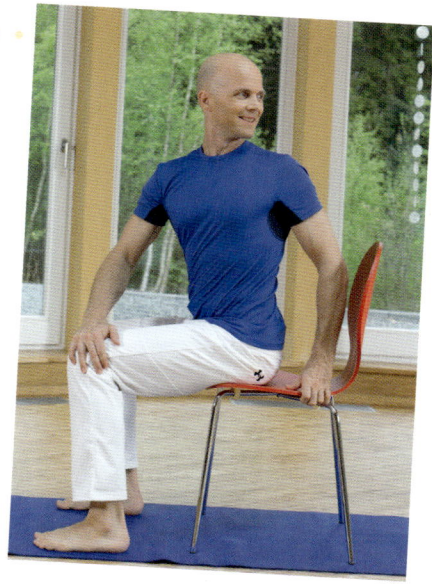

Setze dich auf einen Stuhl und stelle die Füße flach auf den Boden, der Rücken ist aufrecht. Lege die linke Hand hinter dir auf den Stuhl und die rechte auf das linke Knie.

Mit der Ausatmung drehe dich so weit es geht nach links. Führe die Bewegung mit der linken Schulter. Der Kopf dreht nur sanft mit, um Spannung im Nacken zu vermeiden. Halte die Stellung und atme tief weiter.

Komme aus der Stellung und wiederhole auf der anderen Seite. Nun geht die rechte Hand zum Stuhl, die linke zum rechten Knie und der Kopf schaut über die rechte Schulter nach hinten.

Morgens: Kitchari

➔ vom Vortag

Genieße das Kitchari auch heute wieder mit Spinat. Bereite diesen auf die gleiche Weise zu wie gestern.

Zusätzliche Zutat:
- 250 g frischen Blattspinat

1: Radicchio-Dattel-Salat

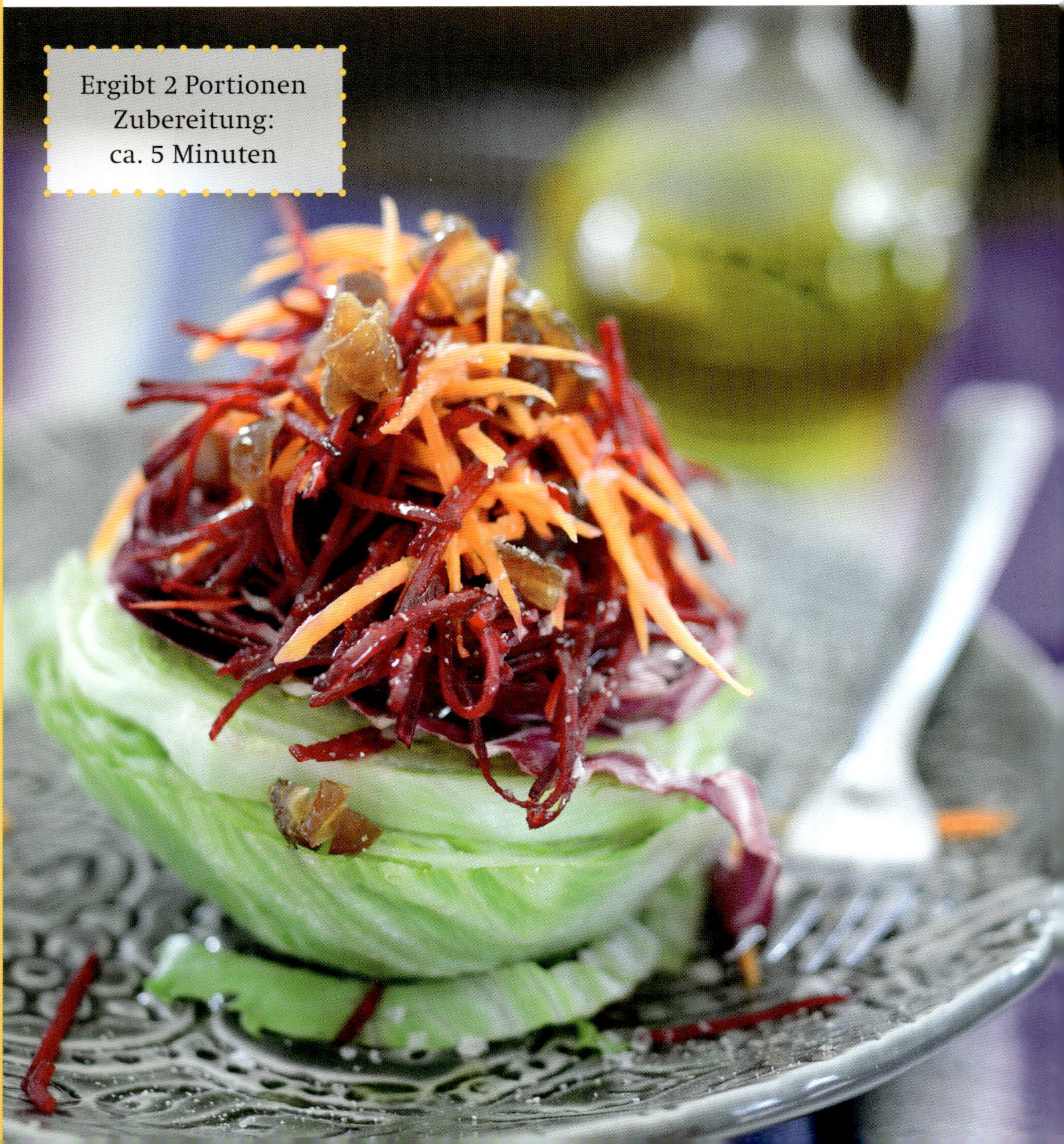

Ergibt 2 Portionen
Zubereitung:
ca. 5 Minuten

Vom Radicchio und dem Eisbergsalat den Strunk heraus-schneiden und die äußeren Blätter entfernen. Beide Salate jeweils in mundgerechte Streifen schneiden. Möhre und Rote Bete putzen und fein raspeln. Die Datteln in feine Würfel schneiden.

Zutaten:

- 1 kleiner Radicchio
- 6–8 Blätter Eisbergsalat
- 1 Möhre
- 1/2 Rote Bete
- 3 Medjool Datteln (getrocknet)
- 3 EL Olivenöl
- Salz und Pfeffer nach Geschmack

Alle Zutaten in einer großen Schüssel ver-mengen, mit Olivenöl, Salz und Pfeffer ab-schmecken und den Radicchio-Dattel-Salat servieren.

2: Kartoffel-*Brokkoli*-Suppe

Kartoffeln schälen, wa-schen und in kleine Wür-fel schneiden. Brokkoli putzen und inmundgerechte Röschen teilen.

Ergibt 4 Portionen
(für insgesamt 2 Tage)
Zubereitung:
ca. 25 Minuten

Öl in einem großen Topf erhitzen und die Kartoffeln etwa 45 Sekunden unter häufigem Rühren scharf an-braten. Die Gemüsebrühe hinzugeben und zum Kochen bringen. Die Kartof-feln bei mittlerer Hitze etwa 10 Minu-ten köcheln lassen, bis sie fast weich sind.

Zutaten:

- 3 mittelgroße Kartoffeln
- 2 mittelgroße Brokkoli
- 3 EL Olivenöl
- 8 Tassen Gemüsebrühe
- 1/2 TL Kreuzkümmel
- 1/2 TL Muskatnuss (gemahlen)
- Salz und Pfeffer nach Geschmack

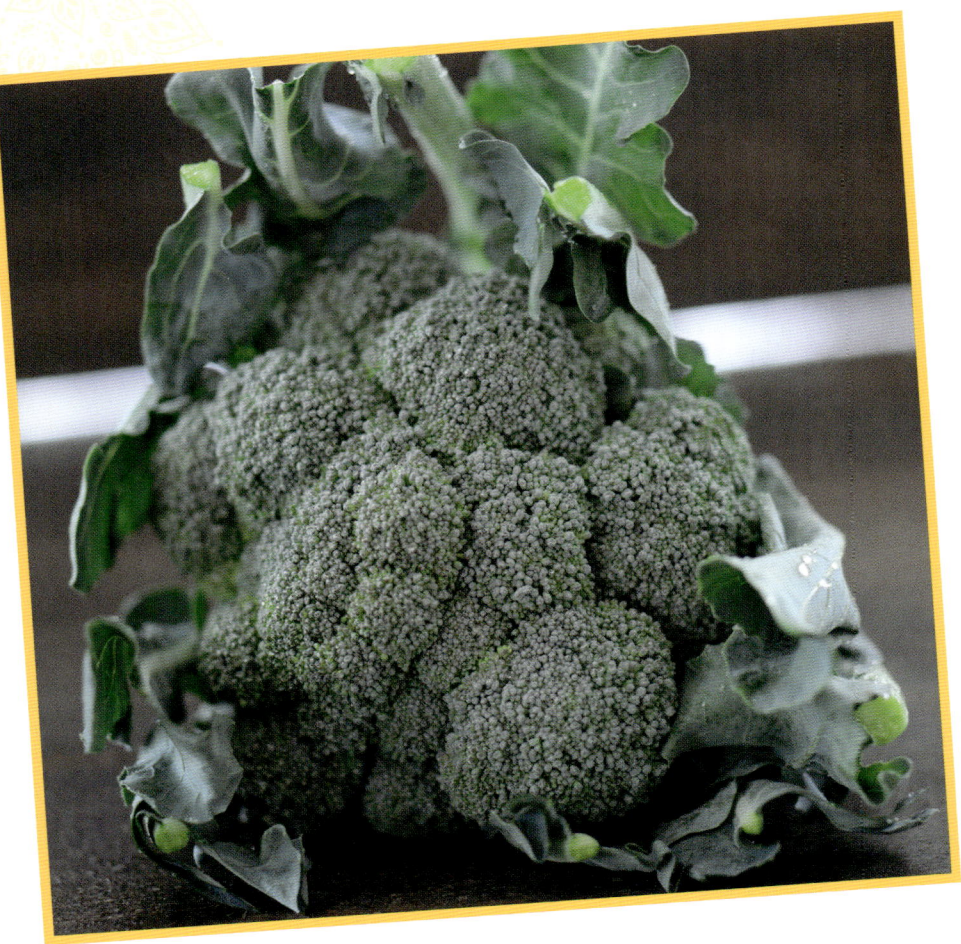

Anschließend den Brokkoli in den Topf geben und für weitere 7 Minuten mitköcheln lassen.

Hinweis: Der Brokkoli sollte nicht zu weich werden.

Am Ende der Garzeit den Topf vom Herd nehmen und die Hälfte der Suppe in den Mixer geben. Die Zutaten zunächst langsam und dann mit stetig erhöhter Geschwindigkeit fein pürieren.

Die pürierte Suppe wieder zur restlichen Suppe in den Topf geben und gründlich umrühren. Die Kartoffel-Brokkoli-Suppe mit Kreuzkümmel, Muskatnuss sowie Salz und Pfeffer abschmecken. Fülle die Hälfte der Suppe für morgen ab und gib sie nach dem Abkühlen luftdicht verpackt in den Kühlschrank.

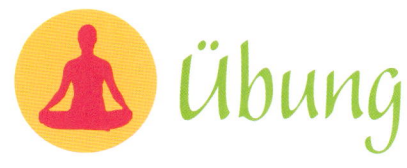 # Übung

»Du wirst nicht für deinen Zorn bestraft werden. Du wirst durch deinen Zorn bestraft werden.«

Buddha

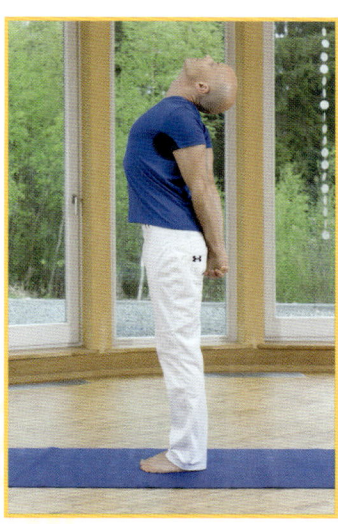

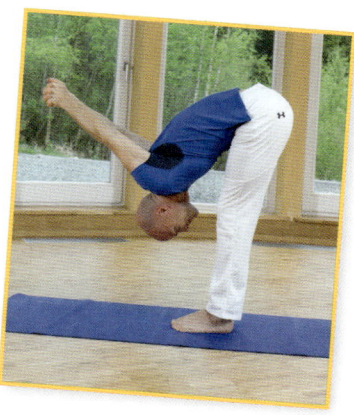

Stelle dich mit geschlossenen Beinen hin und verschränke die Hände hinter dem Rücken.

Mit der Einatmung rolle den Kopf in den Nacken und ziehe die Hände nach unten. Versuche aktiv das Brustbein zu heben. Halte die Stellung und atme tief weiter.

Dann komme mit der Einatmung zurück zur Mitte und beuge dich nach vorne. Achte darauf, dass die Beine gestreckt bleiben. Ziehe die Arme über den Kopf in Richtung Boden. Atme tief ein und aus. Beuge die Beine leicht und komme mit der Einatmung wieder hoch.

Wiederhole noch 1-mal.

Morgens: *Amaranthjoghurt* mit warmer Bananensauce

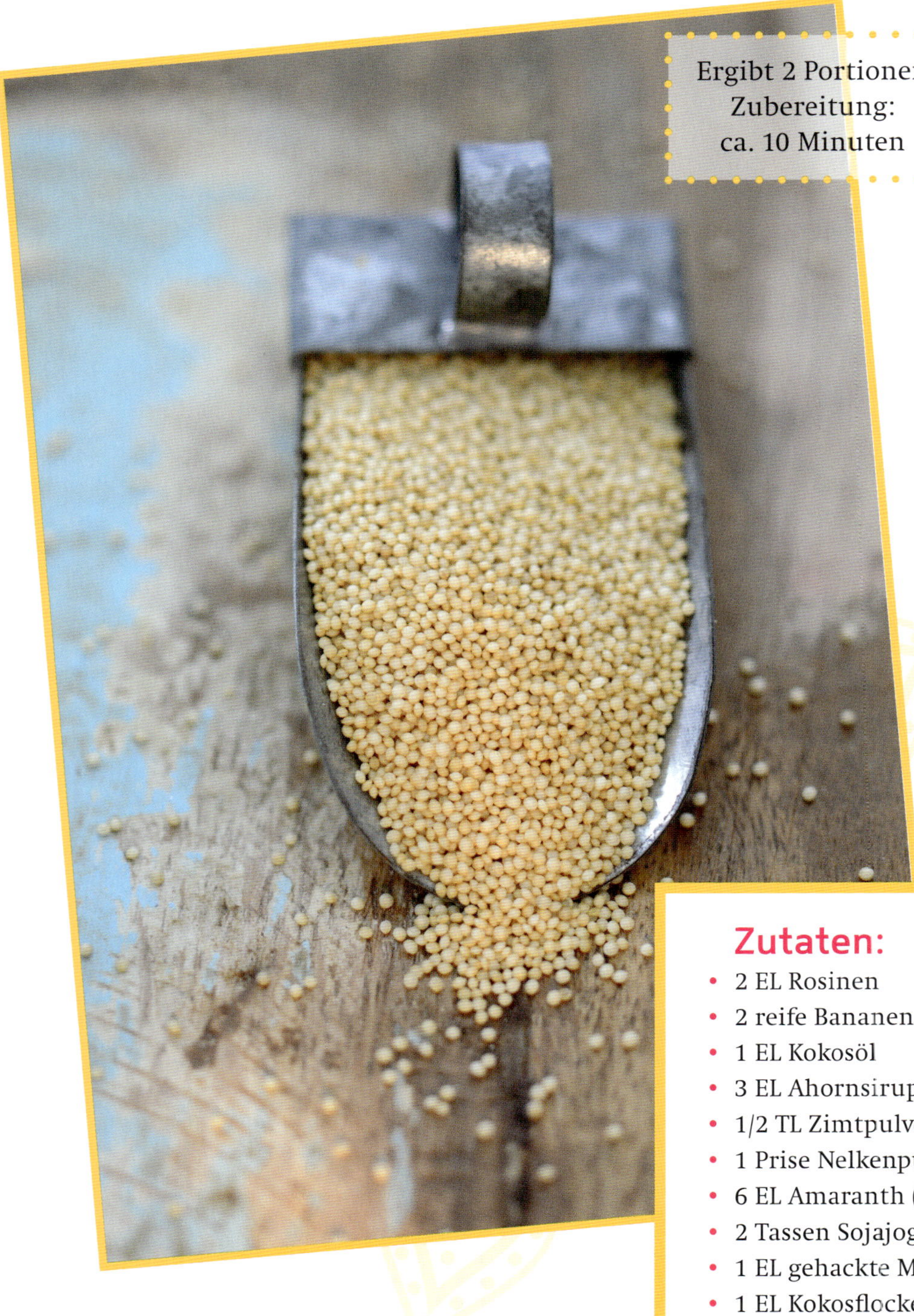

Ergibt 2 Portionen
Zubereitung:
ca. 10 Minuten

Zutaten:

- 2 EL Rosinen
- 2 reife Bananen
- 1 EL Kokosöl
- 3 EL Ahornsirup
- 1/2 TL Zimtpulver
- 1 Prise Nelkenpulver
- 6 EL Amaranth (gepoppt)
- 2 Tassen Sojajoghurt
- 1 EL gehackte Mandeln
- 1 EL Kokosflocken

Rosinen etwa 2 Minuten in warmem Wasser einweichen. Bananen schälen und in Scheiben schneiden.

Öl in einer mittelgroßen Pfanne erhitzen. Die Bananenscheiben und 1 EL Ahornsirup hinzugeben und bei geringer Hitze etwa 5 Minuten braten lassen. Rosinen ebenfalls in die Pfanne geben und für weitere 5 Minuten mitgaren. Die Pfanne vom Herd nehmen und Zimt- und Nelkenpulver unterrühren.

Amaranth, Sojajoghurt und 1 EL Ahornsirup in einer kleinen Schüssel gut verrühren.

Mandeln und Kokosflocken in einer Pfanne ohne Fett anrösten, bis sie leicht Farbe bekommen. Anschließend beides mit 1 EL Ahornsirup vermischen.

Schichte den Amaranthjoghurt und die Bananensauce abwechselnd in zwei Gläsern übereinander und streue abschließend die gerösteten Mandeln und Kokosflocken als Topping darüber.

1: Kartoffel-Brokkoli-Suppe → vom Vortag

Erwärme die Suppe vom Vortag bei geringer Hitze. Sollte die Suppe zu sehr eingedickt sein, gib die Gemüsebrühe hinzu.

2: Quinoajambalaya
→ Rezept vom Tag 4

Zusätzliche Zutat:
• 1–2 Tassen Gemüsebrühe

Vorbereitung für morgen:

Für morgen kannst du zusätzlich 1 Tasse Quinoa mit 3 Tassen Wasser zum Kochen bringen und anschließend bei geringer Hitze abgedeckt etwa 15–20 Minuten köcheln lassen, bis das Wasser aufgesogen ist. Die Quinoa abkühlen lassen und in den Kühlschrank stellen.

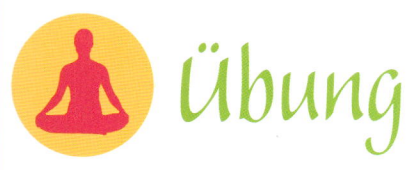 Übung

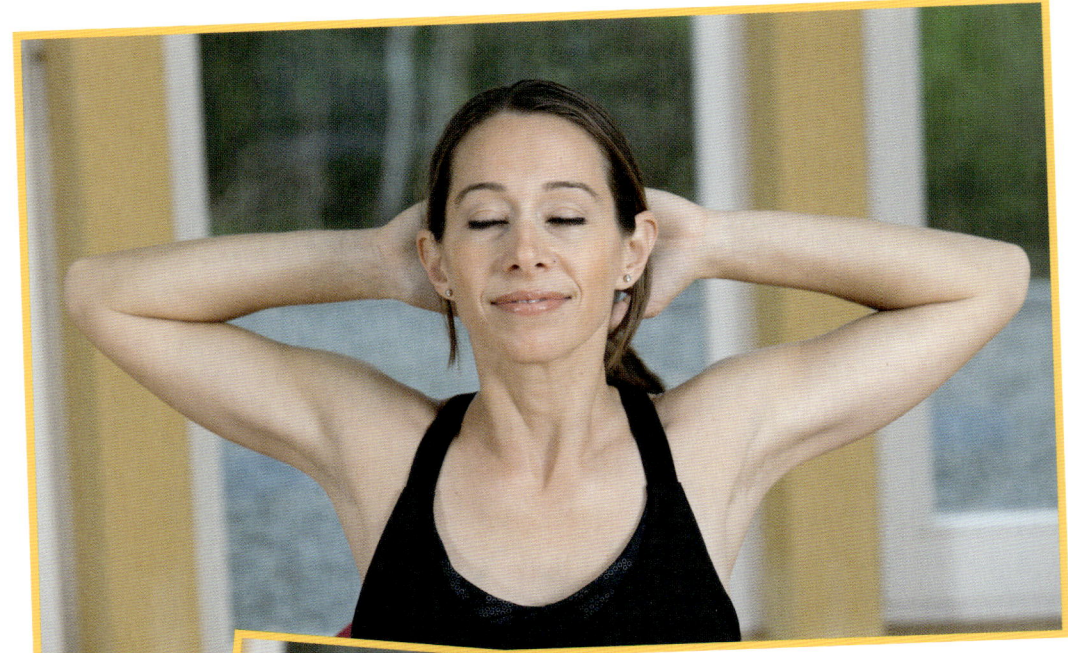

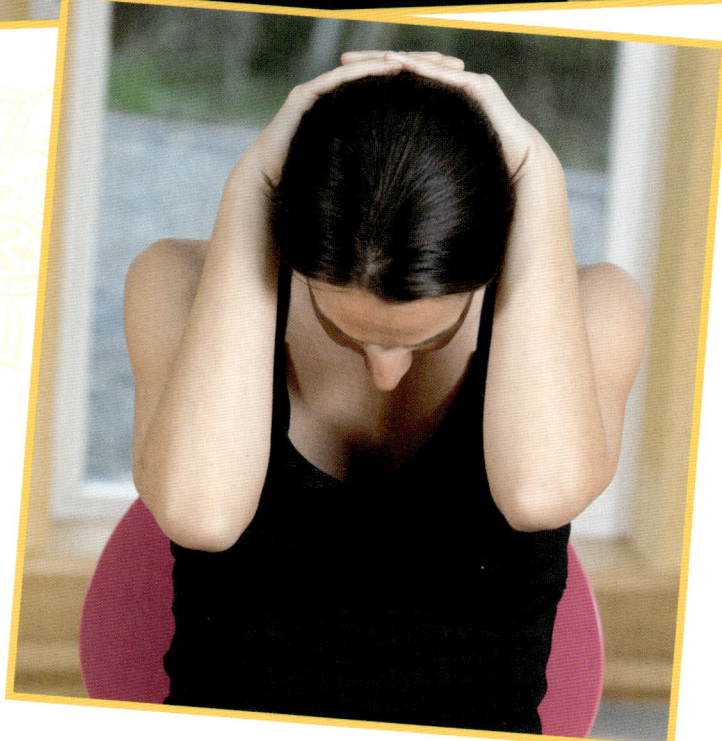

»Niemand weiß, wie weit seine Kräfte
gehen, bis er sie versucht hat.«

Johann Wolfgang von Goethe

Verschränke die Hände hinter dem Kopf. Mit der Einatmung ziehe Ellbogen, Schultern und Kopf zurück und weite den Brustkorb. Halte die Stellung und atme tief weiter.

Mit der Ausatmung beuge den Kopf nach vorne und lasse Kopf und Arme entspannt hängen. Atme tief in den Bauch und spüre die Dehnung im Nacken.

Morgens: *Zimthirse*

Ergibt 2 Portionen
Zubereitung:
ca. 40 Minuten

Die Hirse zur Hafermilch in einen Topf geben, kurz zum Aufkochen bringen und dann abgedeckt bei geringer Hitze etwa 35 Minuten köcheln lassen. Dabei gelegentlich umrühren. Wird der Brei zu schnell dick, gib noch etwas Hafermilch nach.

Nach etwa 30 Minuten die Rosinen hinzugeben. Wenn die Hirse gut gekocht ist, Mandelmus, Ahornsirup, Zimt und Salz untermischen. Gegebenenfalls etwas Hafermilch nachgießen, unterrühren und anschließend servieren.

Zutaten:
- 1 Tasse Hirse
- 500 ml Hafermilch
- 2 EL Rosinen
- 1 EL Mandelmus
- 2 EL Ahornsirup
- 1 TL Zimt
- 1 Prise Salz

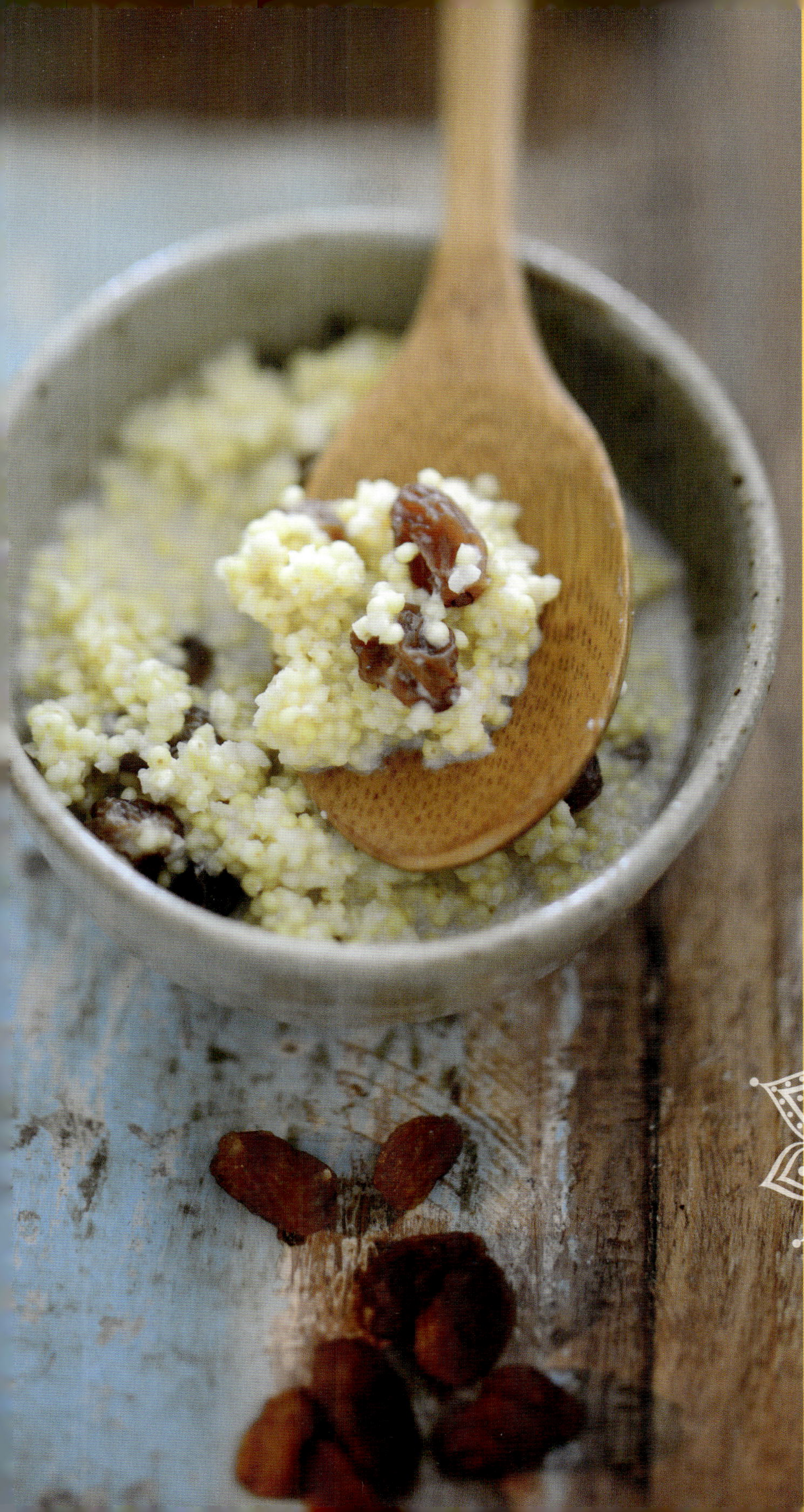

Tag 15

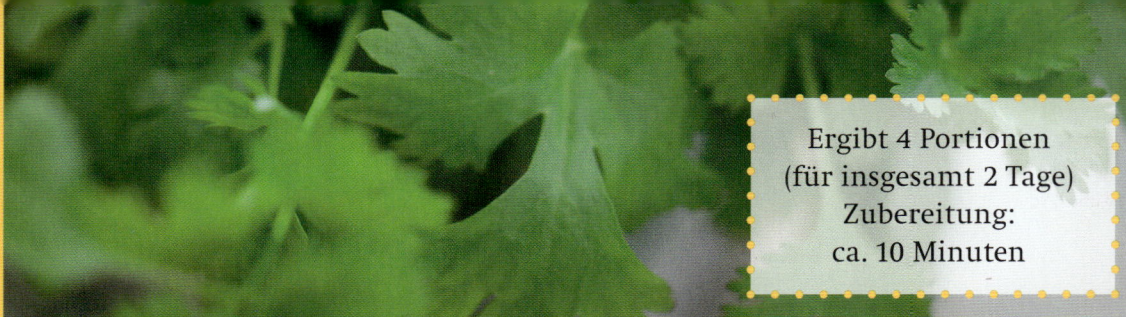

Ergibt 4 Portionen
(für insgesamt 2 Tage)
Zubereitung:
ca. 10 Minuten

1: Koriander-*Pesto*-Brot

Koriander waschen, trocken schütteln und grob zerschneiden. Koriander zusammen mit den restlichen Zutaten, bis auf das Brot, den Rotkohl und die Hälfte des Limettensaftes, in einen Mixer geben und gut pürieren.

Tipp: Ich mag es gerne, wenn das Pesto nicht allzu fein ist.

Bestreiche die Brotscheiben jeweils mit dem Korianderpesto und gib auf jede Scheibe Brot etwas vom Rotkohl. Mit Limettensaft, Salz und Pfeffer abschmecken.

Zutaten:

- 2 Bund frischer Koriander
- 15 Mandeln
- 1/2 Tasse Sonnenblumenkerne
- 10 Oliven (entsteint)
- 3 EL Olivenöl
- Saft von 1 Limette
- 1 Handvoll frischer Rotkohl (grob gezupft)
- 2–4 Scheiben Vollkornbrot nach Bedarf
- Salz und Pfeffer nach Geschmack

Tipp: Das Koriander-Pesto-Brot ist auch ideal für unterwegs als Sandwich geeignet. Bestreiche dazu jeweils 2 Scheiben Brot mit dem Pesto, belege eine Brotscheibe zudem mit dem Rotkohl, schmecke mit Limettensaft, Salz, Pfeffer ab und lege die andere Brotscheibe obenauf.

2: Kümmel-Limetten-Quinoa-Salat
➜ Rezept von Tag 5

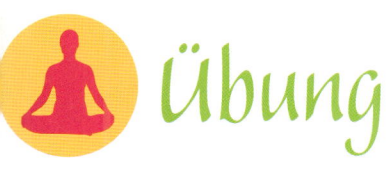

Übung

»Der Staub der toten Worte
haftet an dir. Bade deine Seele
in Schweigen.«

Rabindranath Tagore

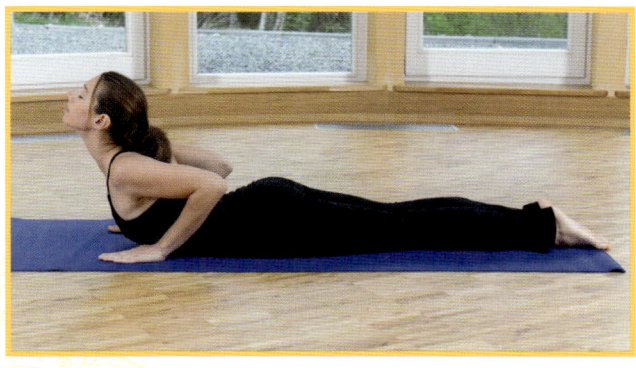

Lege dich auf den Bauch und stelle die Hände unter die Schultern. Spanne das Gesäß leicht an, sodass das Schambein in den Boden drückt.

Rolle den Kopf langsam in den Nacken. Halte die Stellung und atme tief in den Bauch.

Komme mit der Ausatmung aus der Stellung.

Wiederhole 2-mal.

Morgens: Energiedrink
→ Rezept von Tag 28

1: Koriander-Pesto-Brot
→ vom Vortag
Bereite das Brot auf die gleiche Weise
wie gestern zu.

→ Rezept von Tag 28

Zusätzliche Zutaten:
- 1 Handvoll frischer Rotkohl (grob gezupft)
- 2–4 Scheiben Vollkornbrot nach Bedarf
- Saft von ½ Limette

Tipp: Probiere das Pestobrot auch gerne mal mit anderen Gemüsen oder Salaten aus. Junger Blattspinat anstelle des Rotkohls ist beispielsweise auch sehr geeignet.

2: Gemüsequiche

Ergibt 4 Portionen
(für insgesamt 2 Tage)
Zubereitung:
ca. 60 Minuten

Für den Teig alle angegebenen Zutaten in eine große Schüssel geben und mit der Hand zu einem glatten Teig kneten. Lass den Teig anschließend etwa 30 Minuten abgedeckt im Kühlschrank ruhen.

10 Minuten vor Ende der Ruhezeit des Teiges den Backofen auf 200° Ober-/Unterhitze vorheizen.

Die Tomaten waschen und halbieren.

Für die Füllung Tofu, Speisestärke und Salz in einer Schüssel gut vermischen und Gewürze, Kräuter und Olivenöl unterrühren.

Den Teig auf einem großen Stück Backpapier (in etwa der Größe einer Quicheform + Rand entsprechend) ausrollen und anschließend mit dem Backpapier in die Quicheform gleiten lassen. Den Teig an die Form und den Rand fest andrücken. Die Füllung auf dem Teig verteilen und die halbierten Tomaten mit der Hautseite nach unten darauflegen (so weicht das Wasser der Tomaten die Quiche nicht auf).

Die Quiche im Ofen (Mitte) etwa 20 Minuten backen. Anschließend die Temperatur auf 175° reduzieren und die Quiche in weiteren 15 Minuten fertig backen.

Nach dem Backen die Hälfte der Quiche abkühlen lassen und abgedeckt in den Kühlschrank geben.

Die Quiche vor dem Anschneiden 10 Minuten ruhen lassen und dann servieren.

Vorbereitung für morgen:
Bereite den Chia-Bananen-Pudding vor.
Weiche Reis und Mung Dal über Nacht in Wasser ein.

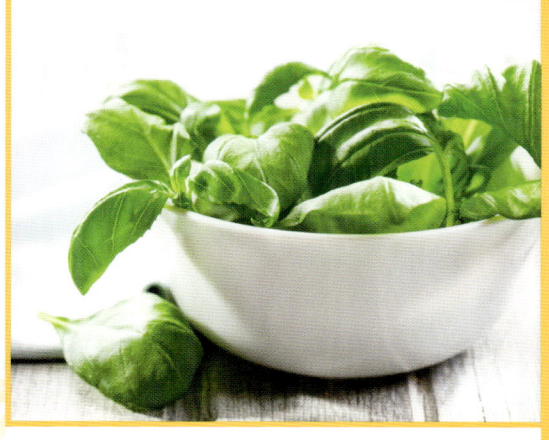

Zutaten:

Für den Teig:
- 330 g Dinkelmehl
- 150 g Margarine (vegan)
- 80 ml Wasser
- 1/2 TL Meersalz

Für die Füllung:
- 4 Tassen Cherrytomaten
- 400 g Seidentofu
- 2 EL Speisestärke
- 1 TL Salz
- 1 TL Kurkuma
- 1 Prise Muskatnuss (gemahlen)
- 1 TL Thymian (getrocknet)
- 1 TL Oregano (getrocknet)
- 3 EL frisch gehackter Basilikum
- 2 EL Olivenöl
- Pfeffer nach Geschmack

Quicheform mit Backpapier

Übung

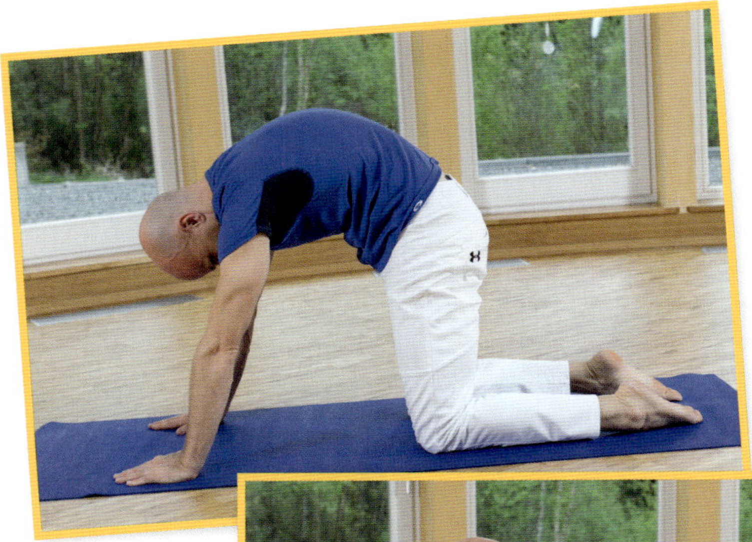

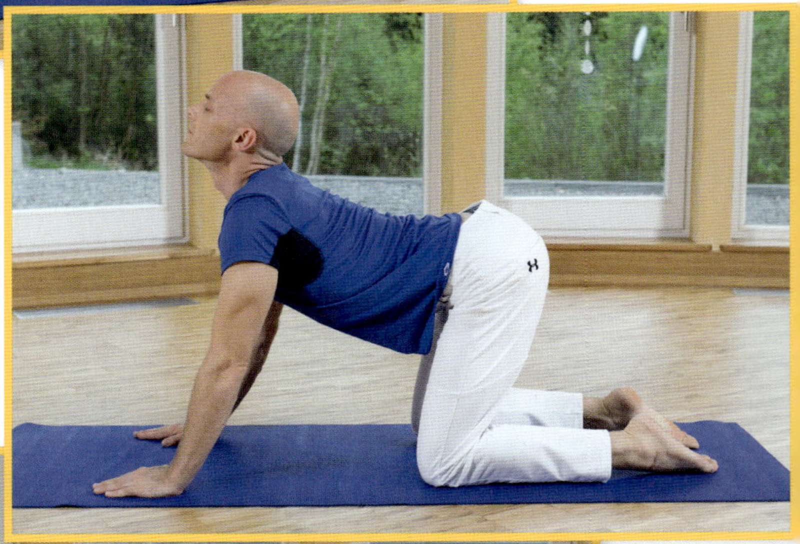

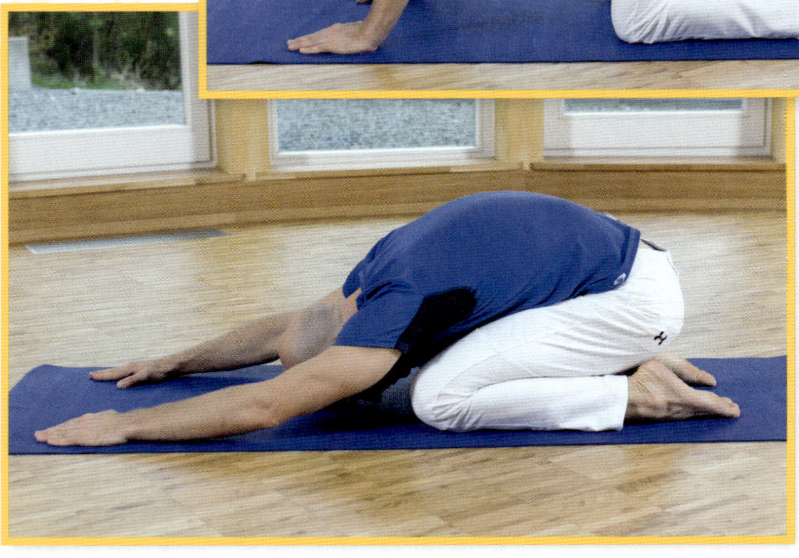

»Gehe voller Vertrauen in die Richtung deiner Träume. Lebe das Leben, das du dir immer vorgestellt hast.«

Henry David Thoreau

Komme in die Tischstellung und wölbe mit der Ausatmung den Rücken nach oben, lasse den Kopf nach vorne sinken.

Mit der Einatmung hebe den Kopf und beuge den Rücken.

Wiederhole diese Auf- und Abbewegung 4- bis 6-mal.

Dann lasse dich langsam zu den Fersen sinken. Halte die Stellung und spüre die Dehnung im unteren Rücken. Atme tief weiter.

Rolle dich mit der Einatmung langsam auf.

Vorbereitung:

Für morgens: Weiche Reis und Mung Dal über Nacht in Wasser ein.
Für Gericht 1: Bereite den Chia-Bananen-Pudding am Abend vorher zu.

Morgens: Kitchari
➜ Rezept vom Tag 1

Zusätzliche Zutat:
- 250 g frischer Grünkohl

Den Grünkohl putzen und in feine Streifen schneiden.

Gib den Grünkohl zur einen Hälfte des fertig gekochten Kitcharis und bewahre die andere Hälfte für morgen auf.

Lass das Kitchari für etwa 2 Minuten bei geringer Hitze köcheln und schmecke es vor dem Servieren mit Ingwer, Koriander und Limettensaft ab.

1: Chia-Bananen-Pudding ➜ Rezept vom Tag 10

2: Gemüsequiche ➜ vom Vortag

Erwärme die Quiche bei 175° Umluft (Mitte) im Ofen.

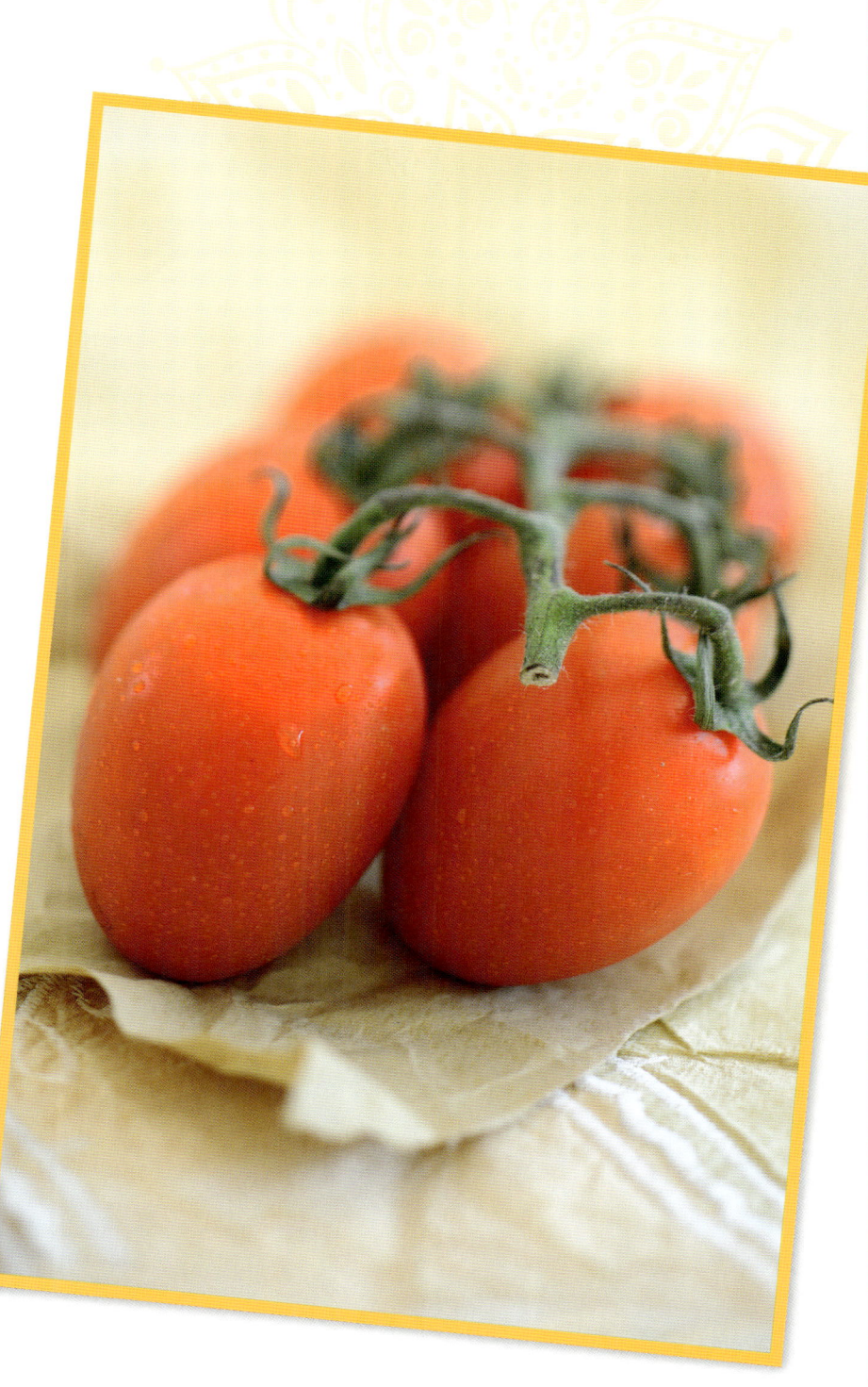

 **Übung**

»Wahre menschliche Kultur gibt es
erst, wenn nicht nur Menschenfresserei,
sondern jede Art des Fleischgenusses
als Kannibalismus gilt.«

Wilhelm Busch

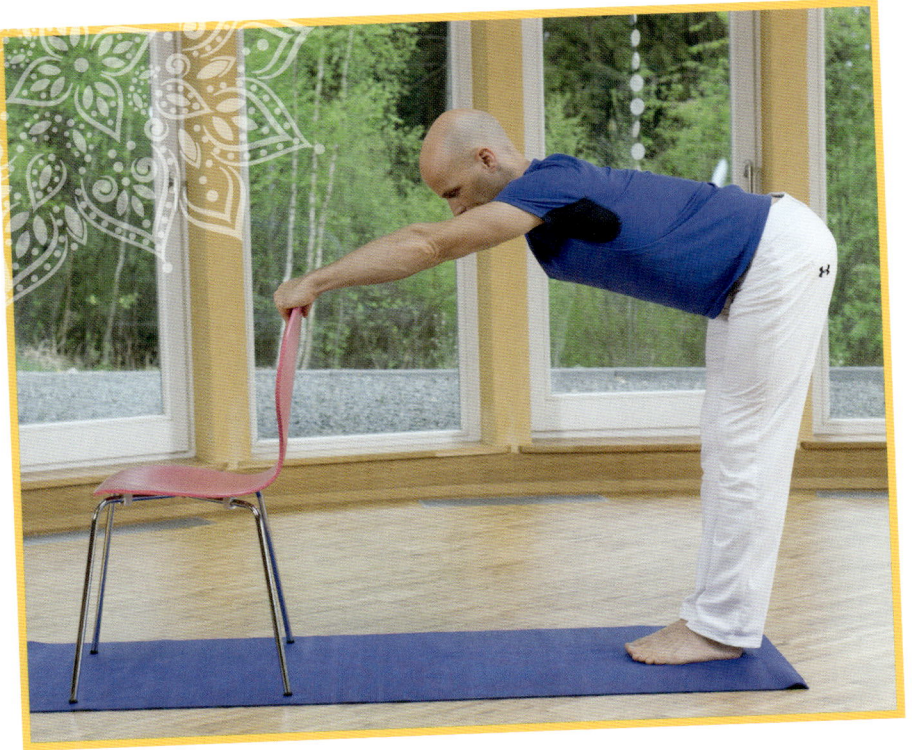

Halte dich mit beiden Händen an einer Stuhllehne fest. Dann gehe einen Schritt zurück und schließe die Beine. Achte darauf, dass die Beine gestreckt bleiben.

Beuge dich mit möglichst geradem Rücken nach vorne. Es ist nicht so wichtig, wie weit du dich beugen kannst. Halte die Stellung und atme tief weiter.

Dann beuge die Knie leicht und rolle den Rücken langsam auf.

Wiederhole 2-mal.

Morgens: Kitchari ➜ vom Vortag

Genieße das Kitchari auch heute wieder mit Grünkohl. Bereite diesen auf die gleiche Weise wie gestern zu.

1: Schokoladen-Mandel-Parfait ➜ Rezept von Tag 2

➜ Rezept von Tag 2

2: Gemüsetopf

Möhren und Kartoffeln schälen und in mundgerechte Würfel schneiden. Fenchel putzen, vom Strunk befreien und vierteln. Spargel schälen und ebenfalls in mundgerechte Stücke schneiden. Zitrone in 8 Schiffchen schneiden.

Das Öl in einem mittelgroßen Topf erwärmen. Es soll dabei warm genug sein, dass das Gemüse leicht anbrät, aber nicht braun wird. Möhren, Kartoffeln, Fenchel und Salz in den Topf geben und das Gemüse bei geschlossenem Deckel und mittlerer Hitze etwa 10–15 Minuten dünsten lassen. Achte darauf, dass das Gemüse nicht zu weich wird.

Wenn die Kartoffeln fast gar sind, Spargel und 6 Zitronenschiffchen zum Gemüse in den Topf geben. Nach ein paar Minuten sollte der Spargel weich sein.

Vor dem Servieren den Saft der letzten 2 Zitronenschiffchen über das Gemüse träufeln und mit Thymian garnieren.

Zusätzliche Zutaten:
- 250 g frischer Grünkohl

Zutaten:
- 3 mittelgroße Möhren
- 4 mittelgroße Kartoffeln
- 3 kleine Fenchelknollen
- 4 Spargelstangen
- 1 Zitrone
- 1/2 Tasse Olivenöl
- frisch gehackter Thymian und Salz nach Geschmack

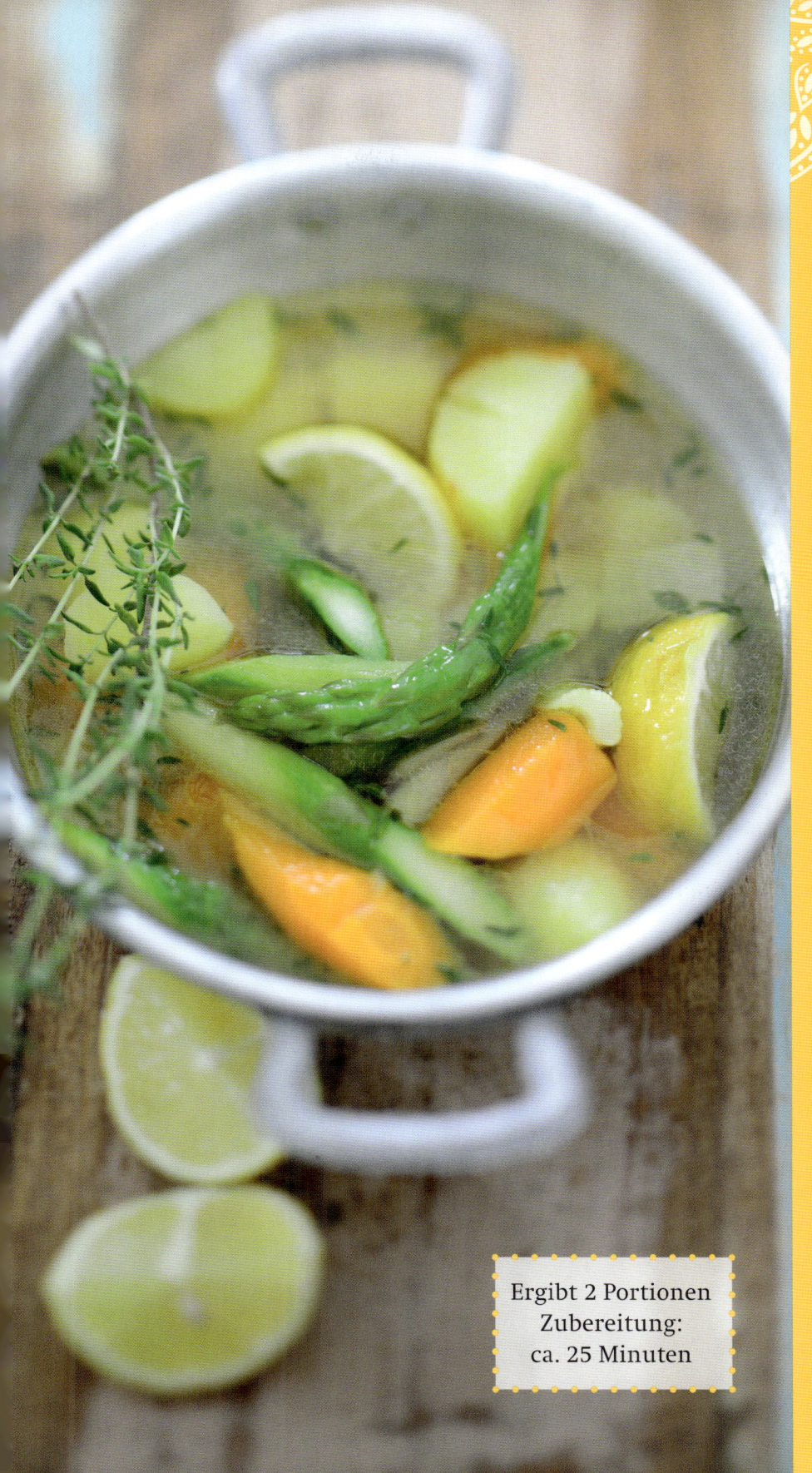

Ergibt 2 Portionen
Zubereitung:
ca. 25 Minuten

Übung

> »Es gibt nur zwei Fehler, die man
> auf dem Weg zur Wahrheit machen kann:
> nicht bis zum Ende gehen und nicht
> losgehen.«
>
> Buddha

Halte dich mit der rechten Hand an einer Stuhllehne fest und hebe das linke Beine gestreckt zur Seite hoch. Halte die Stellung und atme tief weiter.

Komme zurück in die Ausgangsposition, halte dich mit der linken Hand am Stuhl fest und strecke das rechte Bein zur Seite aus.

Wiederhole 2- bis 3-mal pro Seite.

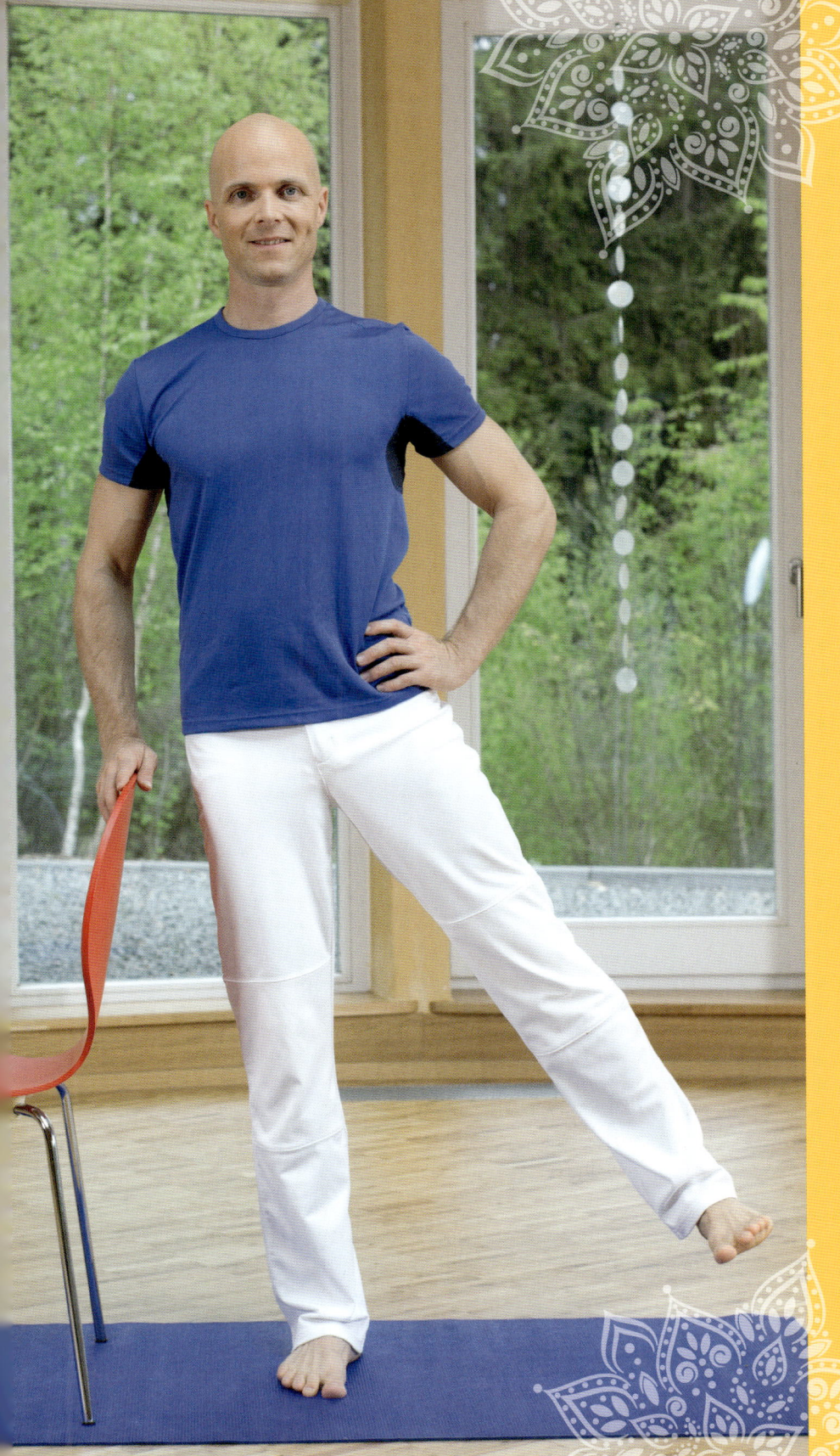

Morgens: *Haferbrei*

Ergibt 2 Portionen
Zubereitung:
ca. 5-10 Minuten

Haferflocken in einen Topf geben, Wasser hinzufügen und das Ganze aufkochen lassen. Den Haferbrei anschließend bei geringer Hitze etwa 5 Minuten köcheln lassen, bis die Haferflocken gut gequollen sind und der Brei die gewünschte Konsistenz erreicht hat.

In der Zwischenzeit die Banane schälen und in Scheiben schneiden.

Bananenscheiben, Mandeln, Ahornsirup, Zimt, Salz und Kardamom in den Haferbrei geben und mit Mandelmilch abschmecken.

Den Haferbrei in zwei kleine Schüsseln geben und genießen.

Zutaten:

- 1 Tasse feine Haferflocken
- 3 Tassen Wasser
- 1 Banane
- 2 TL Mandeln (gemahlen)
- 2 EL Ahornsirup
- 1 TL Zimtpulver
- 1 Prise Salz
- 1 Prise Kardamompulver
- 1/2 Tasse Mandelmilch

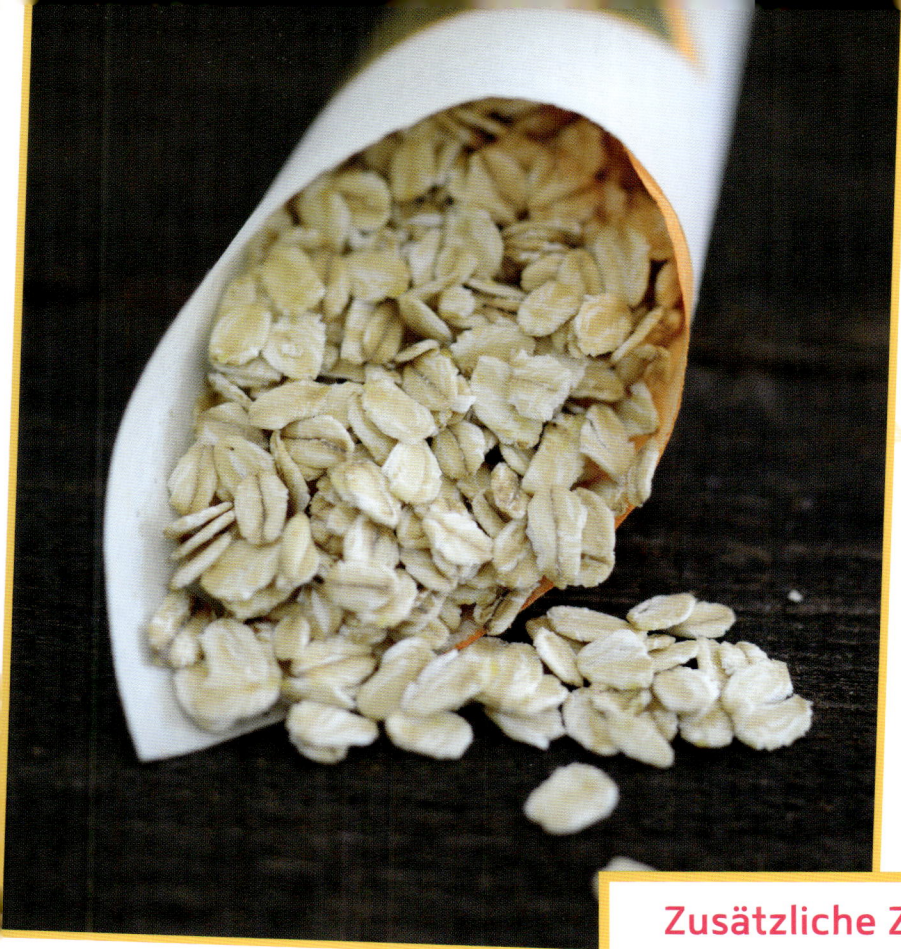

Zusätzliche Zutat:

- 1 Banane

1: Schokoladen-Mandel-Parfait ➜ vom Vortag

Banane schälen, in feine Scheiben schneiden und zu dem
restlichen Parfait vom Vortag geben.
Du kannst hierzu das Parfait und die Bananenscheiben in zwei
Gläsern in mehreren Schichten übereinander anrichten.

2: Gemüsetopf ➜ Rezept vom Tag 18

Dieses Gericht schmeckt am besten, wenn man es frisch
zubereitet.

Vorbereitung für morgen:

Weiche 1 1/2 Tassen getrocknete Kichererbsen
über Nacht in Wasser ein.

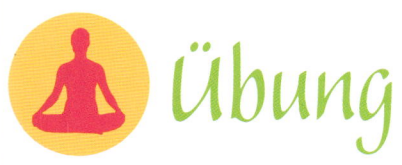

Übung

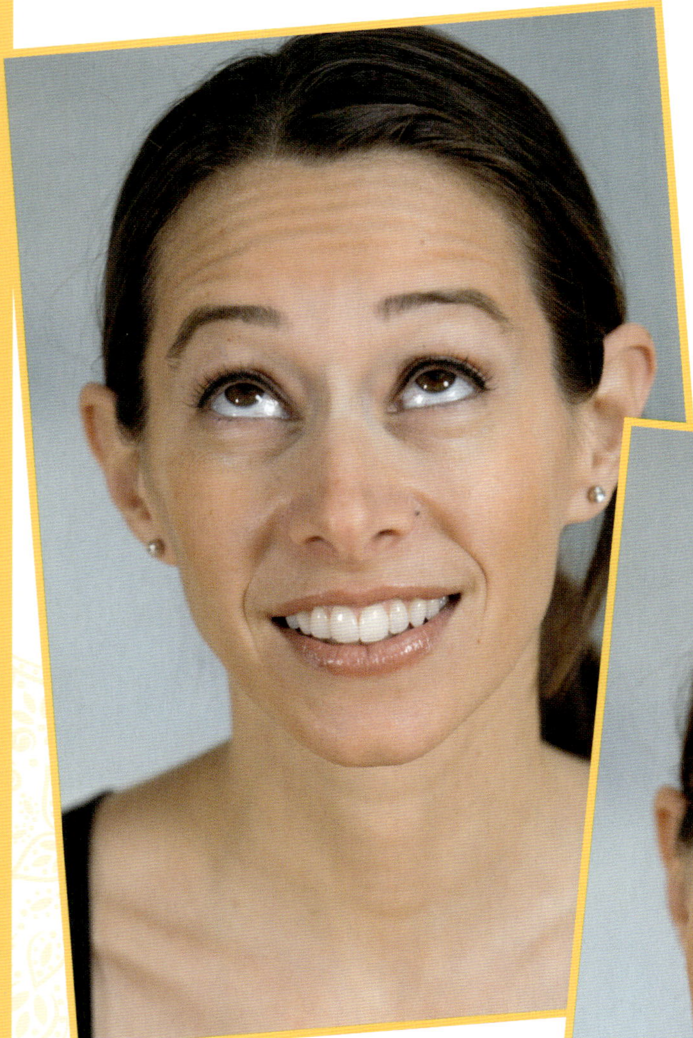

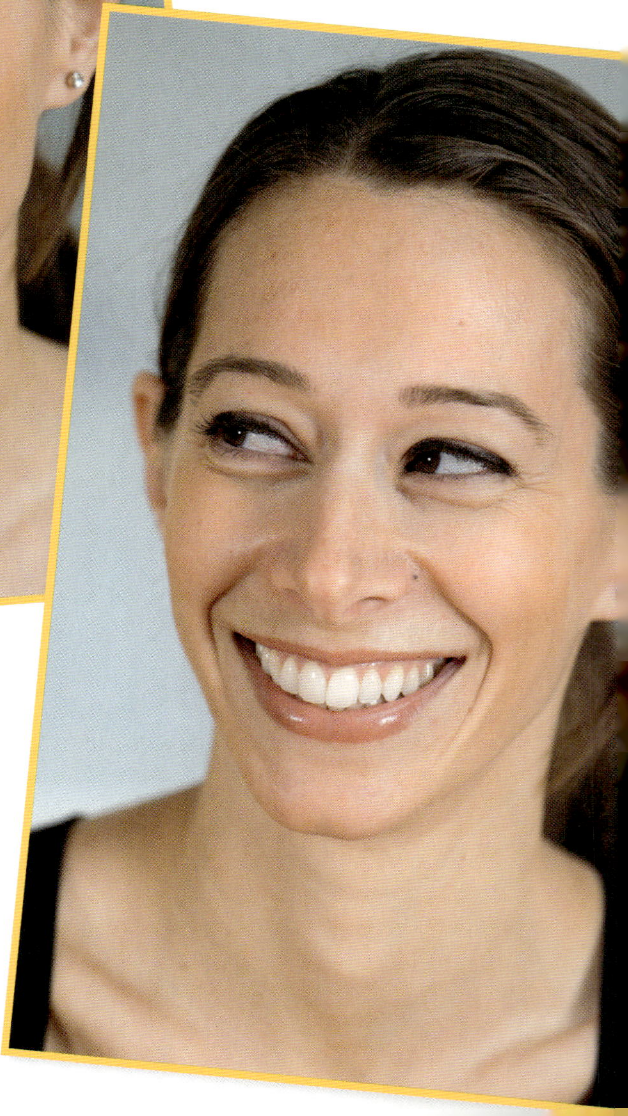

»Hass wird nie durch Hass
aufgelöst, sondern nur durch Liebe.
Das ist das ewige Gesetz.«

Buddha

Sitze aufrecht und halte den Kopf regungslos. Schaue so weit es geht nach oben, ohne den Kopf zu bewegen. Dann schaue nach unten.

Wiederhole 4- bis 6-mal.

Dann schließe die Augen für einen Moment und entspanne sie.

Schaue so weit es geht nach rechts und links, ohne den Kopf zu bewegen.

Wiederhole 4- bis 6-mal.

Dann schließe die Augen erneut, um sie zu entspannen.

Morgens: Apfelpfannkuchen

Für den Pfannkuchenteig alle trockenen Zutaten in einer Schüssel vermengen. Anschließend die Hafermilch dazugeben und das Ganze entweder mit dem Mixer oder einem Schneebesen zu einem glatten Teig verrühren.

Die Äpfel waschen, schälen, vierteln und vom Kerngehäuse befreien. Den großen Apfel mit einer Küchenreibe fein reiben, den kleinen Apfel in mundgerechte Würfel schneiden. Den Apfelmix zum Teig geben.

Öl (1 EL pro Pfannkuchen) in einer Pfanne erhitzen und den Teig nacheinander portionsweise einfüllen. Jeden Pfannkuchen bei mittlerer Hitze etwa 3–4 Minuten auf beiden Seiten braten.

Übergieße die Pfannkuchen unmittelbar vor dem Verzehr mit Ahornsirup.

Ergibt 6–8 mittelgroße
Pfannkuchen
Zubereitung:
ca. 40 Minuten

Zutaten:
- 300 g Dinkelmehl
- 2 TL Backpulver
- 1 TL Zimt
- 1 Prise Nelkenpulver
- 1 EL brauner Zucker
- 400 ml Hafermilch
- 2 Äpfel (1 großer, 1 mittelgroßer)
- 6–8 EL Kokosöl
- 4–6 EL Ahornsirup

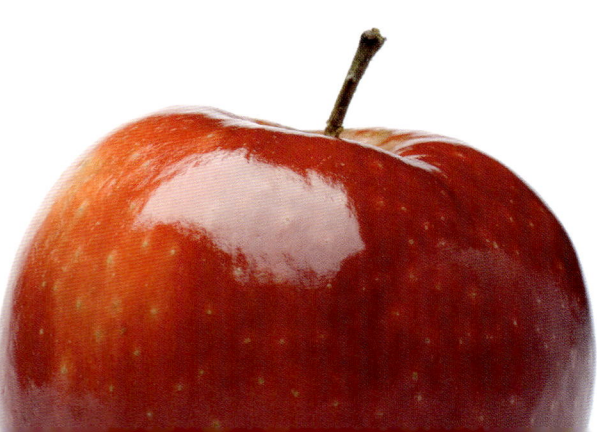

Tipp 1: Um zu überprüfen, ob ein Pfannkuchen auch von innen durch ist, kannst du mit einer Gabel in dessen Mitte reinstechen und ein bisschen darauf drücken. Kommt flüssiger Teig heraus, braucht er noch ein wenig.

Tipp 2: Anstelle der Hafermilch kannst du auch Mandel-, Dinkel- oder Reismilch verwenden. Mein persönlicher Favorit ist Haselnussmilch, aber das mag nicht jeder.

Hinweis: Während du die Pfannkuchen backst, kannst du gleichzeitig die Kichererbsen für Gericht 1 kochen.

Die Kichererbsen mindestens 2 Stunden (am besten über Nacht) in Wasser einweichen lassen.

Die Kirchererbsen mit ca. 4 Tassen Wasser in einen mittelgroßen Topf geben, Salz und Currypulver hinzufügen. Die Kichererbsen zum Kochen bringen und anschließend bei mittlerer Hitze etwa 25 Minuten köcheln lassen, bis sie weich sind. Dann lasse sie abkühlen und gib sie in einem luftdichten Gefäß in den Kühlschrank, bis du Gericht 1 zubereitest.

1: Avocado-Kichererbsen-Salat ➜ Rezept vom Tag 11

2: Zucchinispaghetti mit Avocado-Gurken-Sauce
➜ Rezept vom Tag 30

Vorbereitung für morgen:
Weiche die schwarzen Bohnen über Nacht in Wasser ein.

 **Übung**

> »Die besten und schönsten Dinge
> der Welt können nicht gesehen oder
> angefasst werden — sie müssen
> mit dem Herzen gefühlt sein.«
>
> Helen Keller

Sitze aufrecht und achte darauf, dass sich nur der Kopf bewegt. Mit der Ausatmung senke den Kopf nach vorne. Mit der Einatmung hebe ihn und rolle ihn leicht in den Nacken.

Wiederhole 4- bis 6-mal.

Neige den Kopf nach rechts und links.

Wiederhole 3- bis 4-mal.

Drehe den Kopf nach rechts und links.

Wiederhole 3- bis 4-mal.

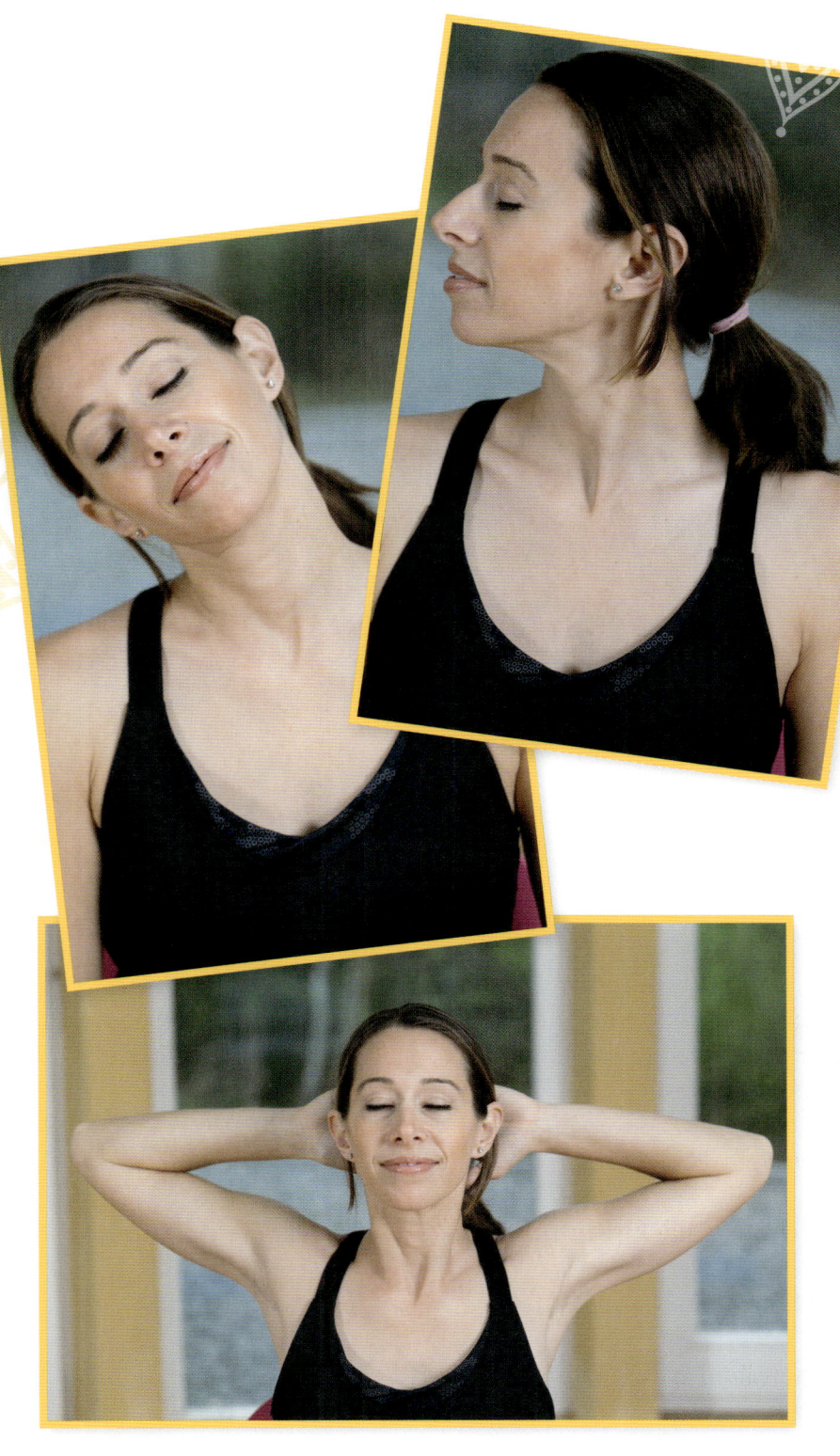

Vorbereitung:

Für Gericht 2: Die schwarzen Bohnen über Nacht in Wasser einweichen.

Morgens: *Rührtofu*

Ergibt 2 Portionen
Zubereitung:
ca. 25 Minuten

Den Naturtofu in einer großen Schüssel mit den Händen oder einer Gabel grob zerbröseln und mit Kurkuma und Salz würzen.

Das Öl in der Pfanne erhitzen und den Tofu bei großer Hitze ca. 7–8 Minuten scharf anbraten.

Hinweis: Dabei nicht zu oft umrühren, sondern besser warten, bis sich eine leichte braune Kruste gebildet hat.

Zutaten:
- 350 g Tofu (natur)
- 1 TL Kurkumapulver
- 4 EL Olivenöl
- 200 g Seidentofu
- 1/2 Bund frische glatte Petersili‹
- Salz und schwarzer Pfeffer aus der Mühle nach Geschmack

Den Seidentofu in eine Schüssel geben und mit einer Gabel grob durchrühren. Wenn der Tofu in der Pfanne gut gebräunt ist, den Seiden- tofu hinzugeben und alles unter ge- legentlichem Rühren etwa 1 weite- re Minute mitbraten. Den Rührtofu mit Salz und Pfeffer abschmecken.

Die Petersilie waschen, abtupfen, fein hacken und direkt vor dem Servieren unterrühren.

1: Bulgur-Brokkoli-Salat → Rezept vom Tag 8
Verwende diesmal die Hälfte der angegebenen Mengen, da du nur für heute kochst.

Vorbereitung für morgen:

Weiche die Kichererbsen über Nacht in Wasser ein.

2: *Spaghettikürbis* mit Schwarze-Bohnen-Guacamole

Ergibt 2 Portionen
Zubereitung:
ca. 45 Minuten

Die schwarzen Bohnen mindestens 20 Minuten (besser über Nacht) in Wasser einweichen lassen. Anschließend das Wasser abgießen. Die Bohnen mit reichlich Wasser und etwas Salz halb abgedeckt bei mittlerer Hitze etwa 25 Minuten köcheln lassen, bis die Bohnen weich sind.

Anschließend den Backofen auf 200° Umluft vorheizen.

Zutaten:

Für das Guacamole:
- 2 Tassen schwarze Bohnen (getrocknet)
- 2 Avocados
- 1 Tomate
- 1/2 Bund frischer Koriander
- 2 EL Limettensaft
- Salz und Pfeffer nach Geschmack

- 1 mittelgroßer Spaghettikürbis
- 2–3 EL Olivenöl
- 1/2 TL Kümmel (gemahlen)
- 1 Prise Chilipulver
- 1TL Oregano (getrocknet)
- Salz und Pfeffer nach Geschmack

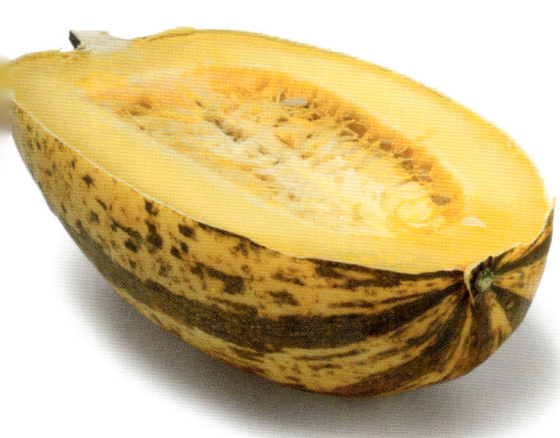
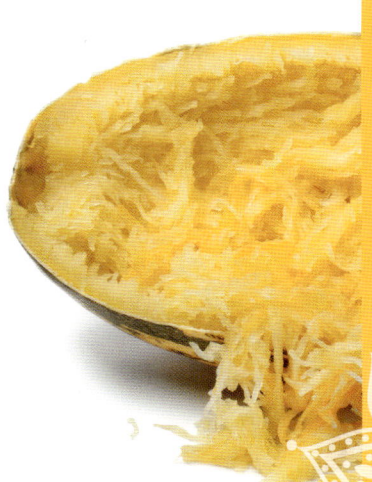

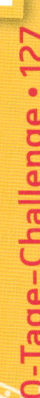

Kürbis halbieren und entkernen. Die Kürbis-hälften jeweils mit Olivenöl bestreichen und mit Salz und Pfeffer würzen. Die Kürbishälf-ten mit der Schnittseite nach unten auf ein mit Backpapier ausgelegtes Backblech legen und im Ofen (Mitte) etwa 35 Minuten backen.

In der Zwischenzeit die Avocados halbieren, entsteinen, das Fruchtfleisch aus der Schale lösen und mit einer Gabel zerdrücken. Toma-te waschen, halbieren, Strunkansatz entfer-nen und in mundgerechte Würfel schneiden. Koriander waschen, trocken schütteln und fein hacken.

In einer Schüssel den Limettensaft über das Avocadofruchtfleisch träufeln, Tomate, Kori-ander und schwarze Bohnen hinzufügen und gut vermengen. Mit Salz und Pfeffer abschme-cken. Wenn der Kürbis gar ist, lässt sich das Innere leicht mit einer Gabel herauslösen. Achte darauf, dass das Fruchtfleisch nicht matschig wird. Das Kürbisfleisch mit Küm-mel, Chili, Oregano, Salz und Pfeffer würzen.

Die Kürbisspaghetti auf zwei Tellern anrich-ten, das Guacamole darüber geben und warm servieren.

Hinweis: Du kannst auch »normale« Spaghetti verwenden, wenn du keinen Spaghettikürbis finden solltest.

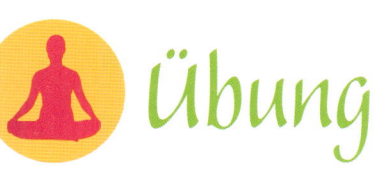

Übung

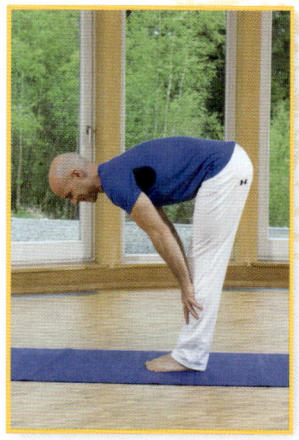 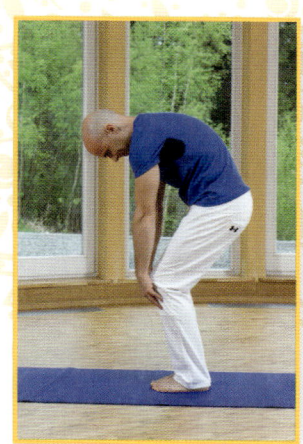

»Du siehst Dinge und fragst ›Warum?‹, doch ich träume von Dingen und sage ›Warum nicht?‹«

George Bernhard Shaw

Stelle dich mit geschlossenen Beinen hin und lege die Hände auf die Oberschenkel.

Mit der Ausatmung beuge dich langsam nach vorne. Achte darauf, dass die Beine gestreckt bleiben und du nur so weit gehst, dass du keinen Druck im Rücken spürst. Halte die Stellung und atme tief weiter.

Dann beuge die Beine leicht und rolle langsam hoch.

Wiederhole noch 1-mal.

Vorbereitung:
Für Gericht 2: Die Kichererbsen in Wasser einweichen, am besten über Nacht.

Morgens: Kitchari ➜ Rezept vom Tag 1
Wähle hier deine Lieblingsvariante entweder mit Grünkohl
(➜ Variante Tag 17) oder mit Blattspinat (➜ Variante Tag 12).

1: Radicchio-Dattel-Salat ➜ Rezept vom Tag 13

2: Rote-Bete-Kichererbsen-Salat

Ergibt 4 Portionen
(für insgesamt 2 Tage)
Zubereitung: ca. 40 Minuten

Kichererbsen mindestens 20 Minuten (besser über Nacht) in Wasser einweichen lassen.

Reichlich Wasser in einem mittelgroßen Topf zum Kochen bringen, Kichererbsen, Currypulver und Salz hinzufügen und bei mittlerer Hitze halb abgedeckt etwa 35 Minuten köcheln lassen, bis die Kichererbsen weich sind.

In der Zwischenzeit die Rote Bete putzen und in feine Würfel schneiden. Rote Bete in einem weiteren mittelgroßen Topf mit Wasser bedecken und etwa 8 Minuten bei geringer Hitze köcheln lassen, bis sie weich ist.

Währenddessen Möhren putzen und fein raspeln. Petersilie waschen, trocken schütteln und fein hacken.

Kichererbsen, Rote Bete und Möhrenraspel in einer Schüssel vermengen. Petersilie,

Walnussöl, Limettensaft, Kreuzkümmel, Salz und Pfeffer hinzufügen und gründlich unterheben.

Fülle die Hälfte des Salates ab und gib sie nach dem Abkühlen luftdicht verpackt in den Kühlschrank.

Den Rote-Bete-Kichererbsen-Salat auf zwei Tellern anrichten und warm genießen.

Tipp: Ich stelle mein Currypulver gerne selbst her (➜ Rezept Seite 166).

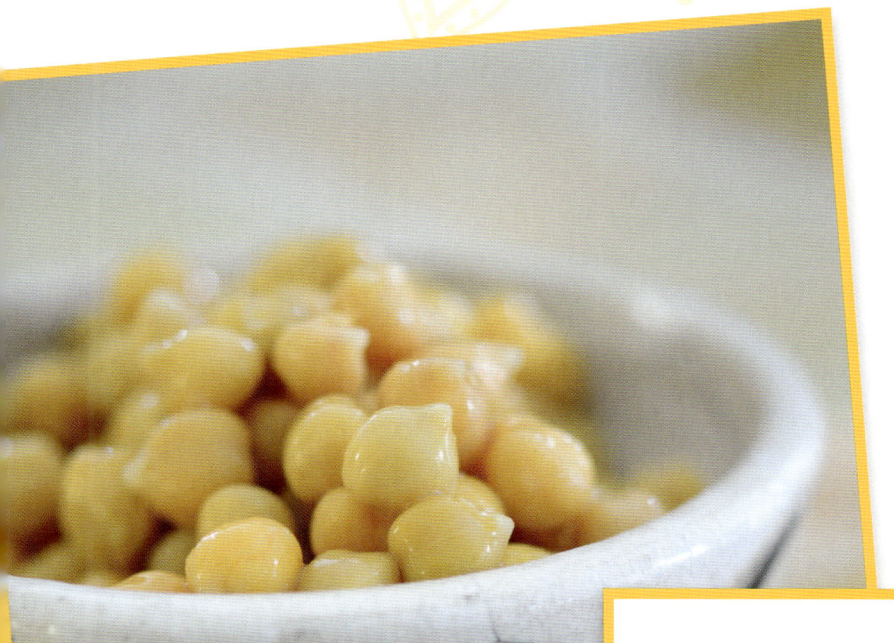

Zutaten:
- 4 Tassen Kichererbsen (getrocknet)
- 1 TL Currypulver
- 3 mittelgroße frische Rote Bete
- 2 Möhren
- 1 Bund frische glatte Petersilie
- 2 EL Walnussöl
- 3 EL Limettensaft
- 2 TL Kreuzkümmel
- Salz und Pfeffer nach Geschmack

 Übung

»Der Kopf ist rund, damit das
Denken die Richtung ändern kann.«

Francis Picabia

Setze dich auf einen Stuhl und stelle die Füße flach auf den Boden. Mit der Einatmung strecke den rechten Arm hoch, sodass der Oberarm das Ohr berührt.

Mit der Ausatmung beuge dich so weit es geht nach links. Achte darauf, dass der Oberkörper aufrecht bleibt und der Arm weiter am Kopf liegt. Atme tief in den Bauch.

Komme aus der Stellung und wiederhole mit dem linken Arm.

Wiederhole 2- bis 3-mal auf jeder Seite.

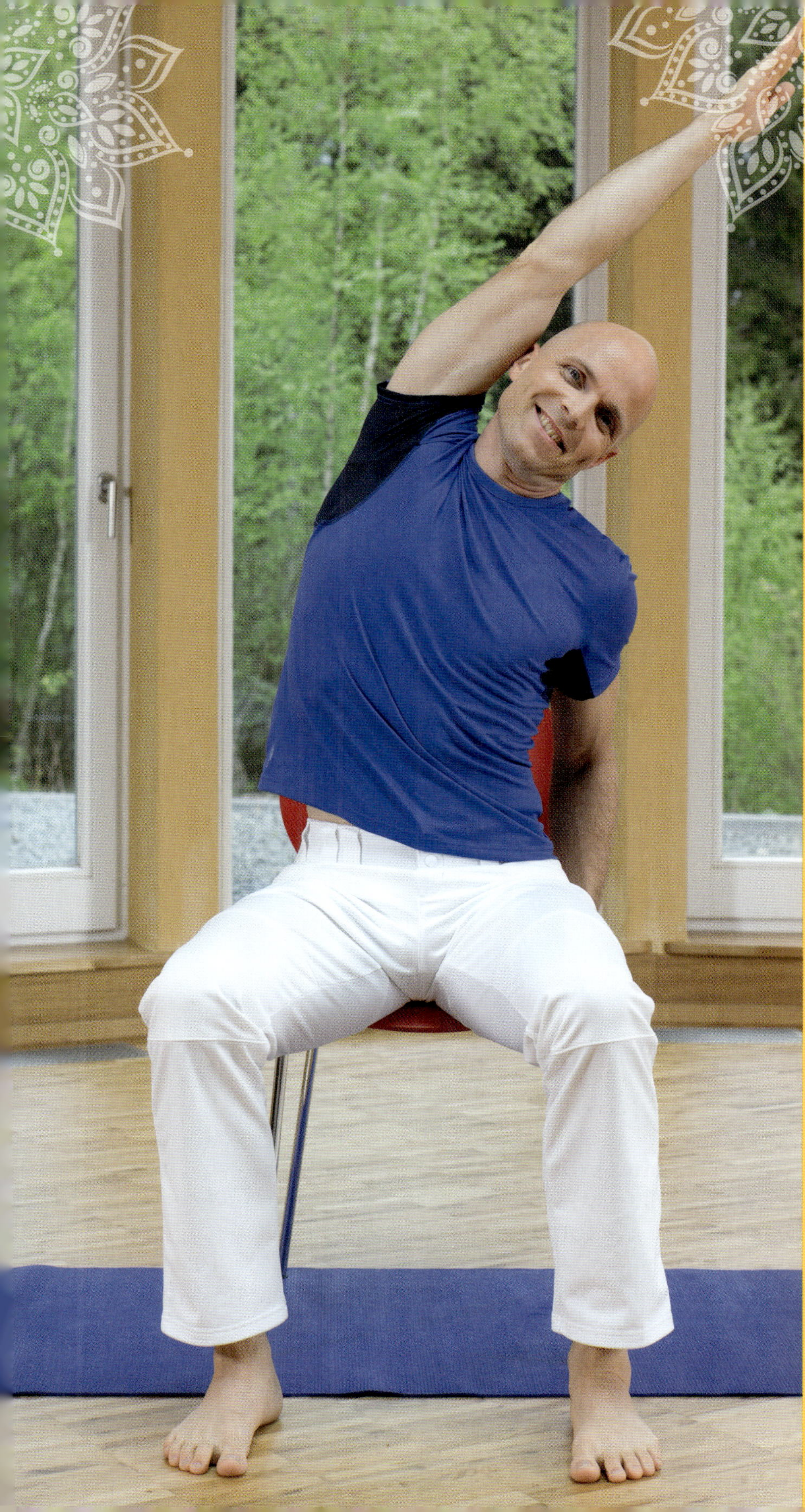

Tag 22

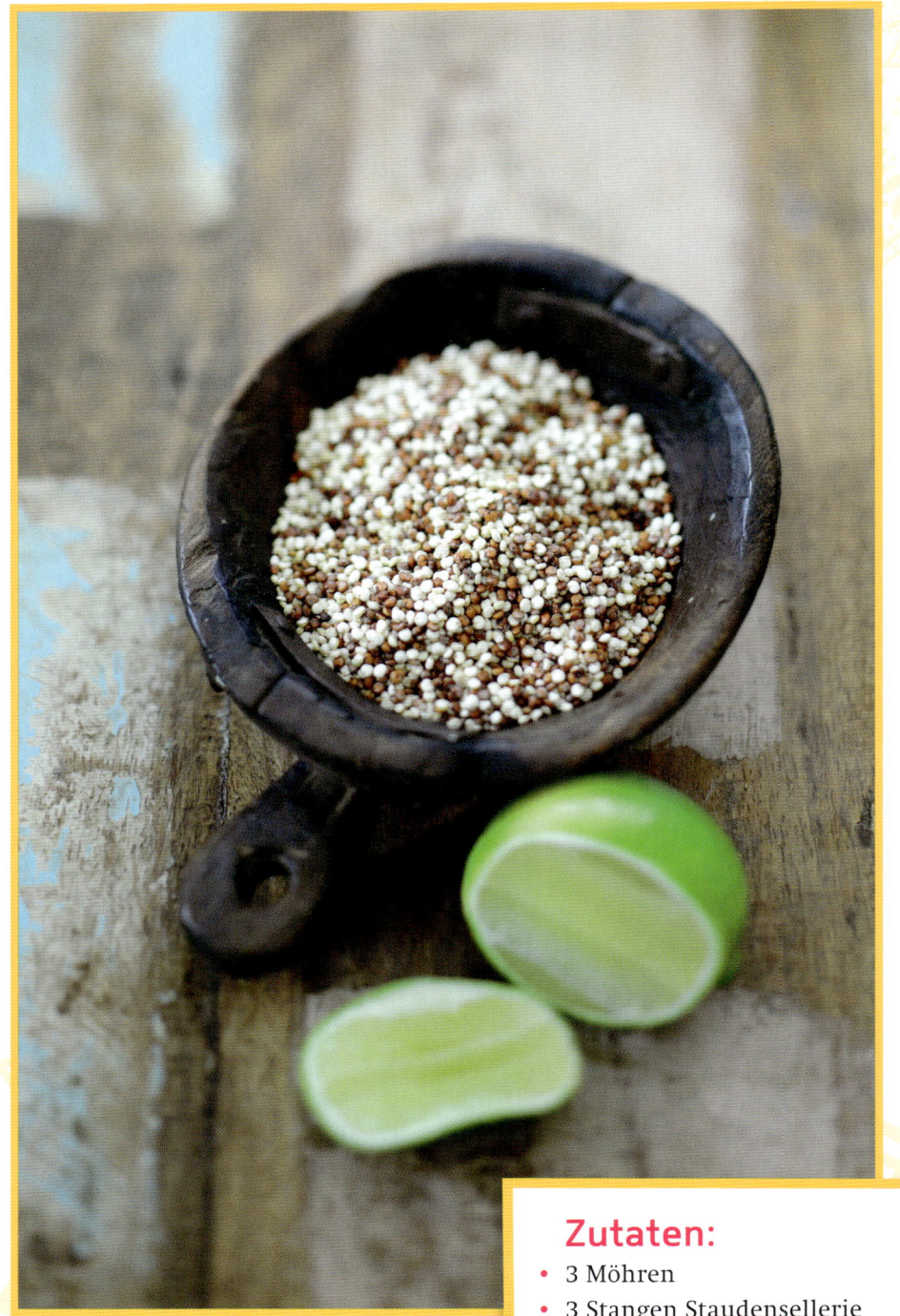

Zutaten:

- 3 Möhren
- 3 Stangen Staudensellerie
- 1/4 Kopf Rotkohl
- 8 Tassen Gemüsebrühe
- 2 Tassen Quinoa
- 1/2 Bund frische glatte Petersilie
- 4–5 EL Sojasahne
- Salz und Pfeffer nach Geschmack

Morgens: Kitchari ➜ vom Vortag

Wähle hier deine Lieblingsvariante mit Grünkohl oder Blattspinat.

1: Rote-Bete-Kichererbsen-Salat ➜ vom Vortag

Heute kannst du den Rote-Bete-Kichererbsen-Salat kalt genießen und nochmals mit Limettensaft, Salz und Pfeffer nachwürzen.

2: Quinoa-
Gemüse-Suppe

> Ergibt 4 Portionen
> (für insgesamt 2 Tage)
> Zubereitung:
> ca. 20 Minuten

Möhren und Sellerie putzen und in mundgerechte Scheiben schneiden. Rotkohl ebenfalls putzen und in feine Streifen schneiden.

Gemüsebrühe und Quinoa in einem großen Topf zum Kochen bringen und anschließend bei geringer Hitze etwa 10 Minuten köcheln lassen. Möhren, Sellerie und Rotkohl hinzugeben und weitere 8–10 Minuten mitköcheln lassen.

Hinweis: Achte darauf, dass das Gemüse nicht zu weich wird.

In der Zwischenzeit die Petersilie waschen, trocken schütteln und fein hacken.

Am Ende der Garzeit die Quinoa-Gemüse-Suppe mit Sojasahne, Salz und Pfeffer abschmecken.

Fülle die Hälfte der Suppe ab und stelle sie nach dem Abkühlen luftdicht verpackt in den Kühlschrank.

Die Quinoa-Gemüse-Suppe auf zwei Suppentellern verteilen, mit Petersilie garnieren und servieren.

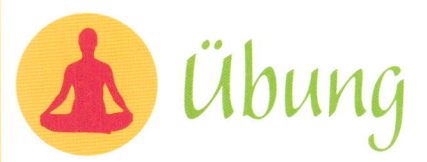

Übung

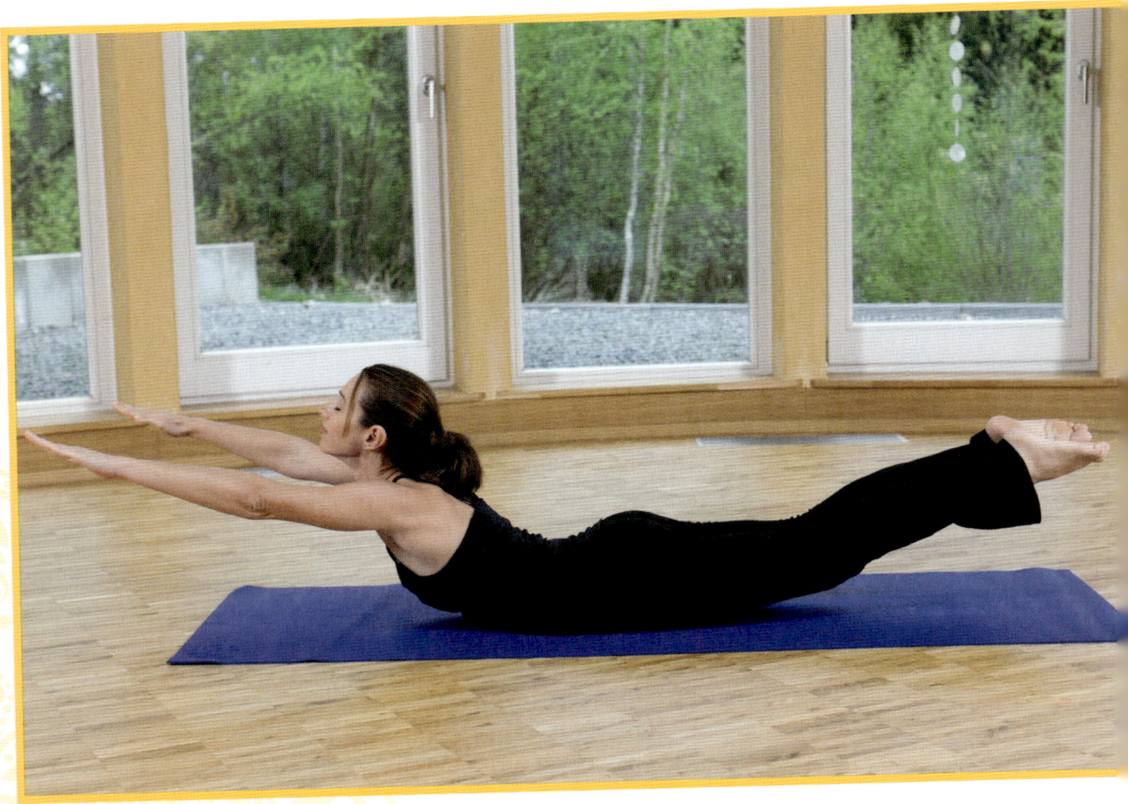

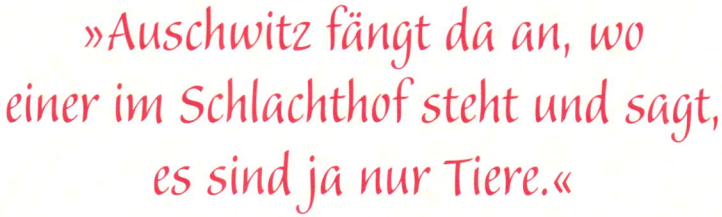

>>Auschwitz fängt da an, wo
einer im Schlachthof steht und sagt,
es sind ja nur Tiere.<<

Theodor W. Adorno

Lege dich auf den Bauch und strecke die Arme vor dir aus.

Mit der Einatmung hebe Arme, Beine und Kopf vom Boden hoch. Achte darauf, dass die Beine geschlossen bleiben. Halte die Stellung und atme tief weiter.

Wiederhole 2- bis 3-mal.

Morgens: Gebackener Blaubeer-Kokos-Hafer-*Traum*

Ergibt 2 Portionen
Zubereitung:
ca. 60 Minuten

Den Backofen auf 180° Umluft vorheizen.

Die Backform mit Kokosöl einfetten. Alle Zutaten, bis auf die frischen und getrockneten Blaubeeren sowie die Kokosflocken, in einer Schüssel vermischen und mit Ahornsirup abschmecken. Anschließend die Blaubeeren (frisch und getrocknet) und Kokosflocken hinzugeben. Gib die Masse in die Backform und backe sie im Ofen (Mitte) für etwa 1 Stunde.

In der Zwischenzeit die Blaubeeren für die Blaubeersauce mit dem Wasser in einen Topf geben und zum Kochen bringen. Die Blaubeeren anschließend mit einer Gabel zerdrücken und bei geringer Hitze etwa 5 Minuten weiterköcheln lassen.

Wenn die Haferflocken im Ofen fertig gegart sind, portioniere sie mit einem Löffel in zwei kleine Schalen und übergieße sie mit der Blaubeersauce.

Tipp: Am besten schmeckt dieser Hafertraum frisch aus dem Ofen. Du kannst ihn aber auch kalt für unterwegs mitnehmen.

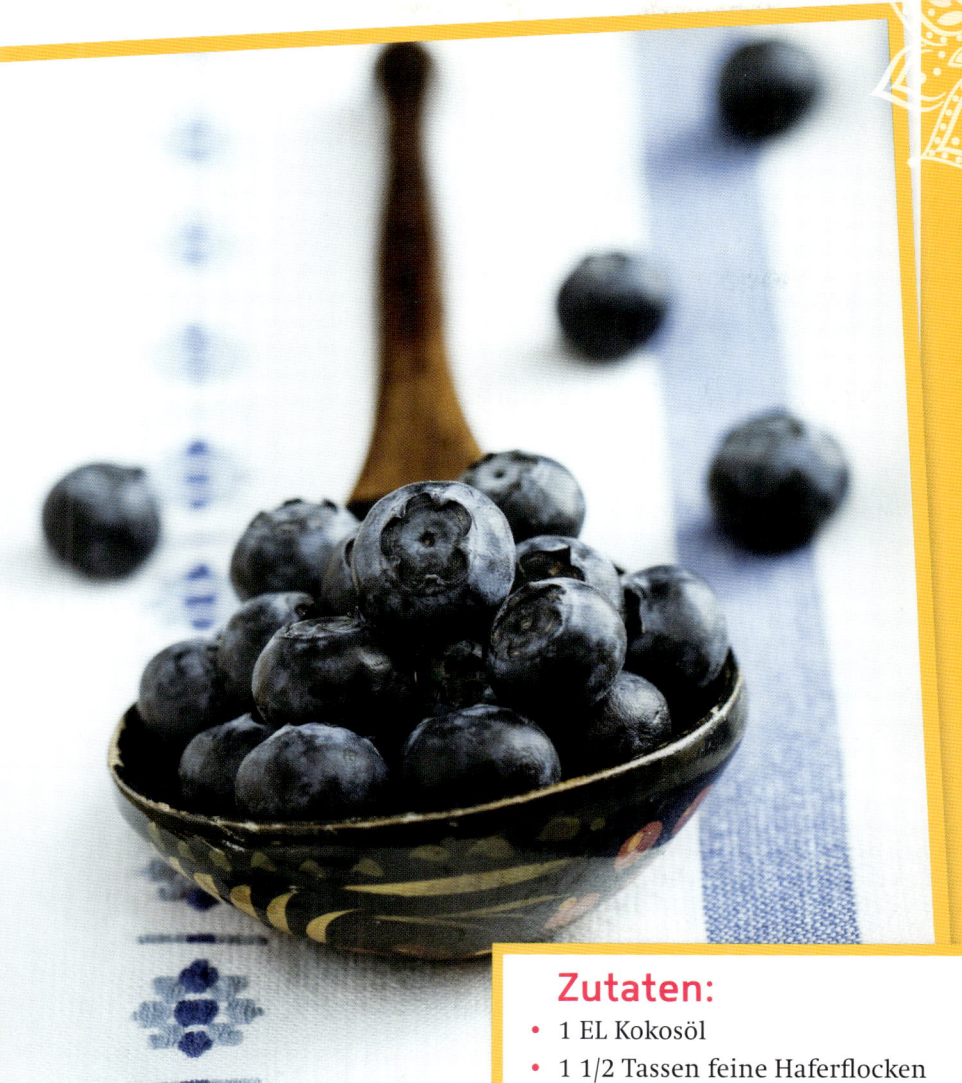

Zutaten:

- 1 EL Kokosöl
- 1 1/2 Tassen feine Haferflocken
- 1/2 TL Ingwerpulver (gemahlen)
- 1/2 TL Meersalz
- 1 TL Backpulver
- 4 Tassen Mandelmilch mit Vanillegeschmack (ungesüßt)
- 2 Tassen Kokosmilch (ungesüßt)
- 1 1/2 Tassen frische Blaubeeren
- 1/4 Tasse getrocknete Blaubeeren (oder Cranberrys)
- 1/4 Tasse Kokosflocken (ungesüßt)
- 1–2 EL Ahornsirup

Für die Blaubeersauce:
- 2 Tassen frische Blaubeeren
- 4 EL Wasser

Kastenbackform (30 cm)

1: Quinoa-Gemüse-Suppe → vom Vortag

Wenn nötig, gib noch etwas Gemüsebrühe hinzu und erwärme die Suppe langsam. Vor dem Verzehr kannst du sie nochmals mit frisch gehackter Petersilie garnieren.

2: Kartoffel-Spargel-Linsen-Salat → Rezept vom Tag 3

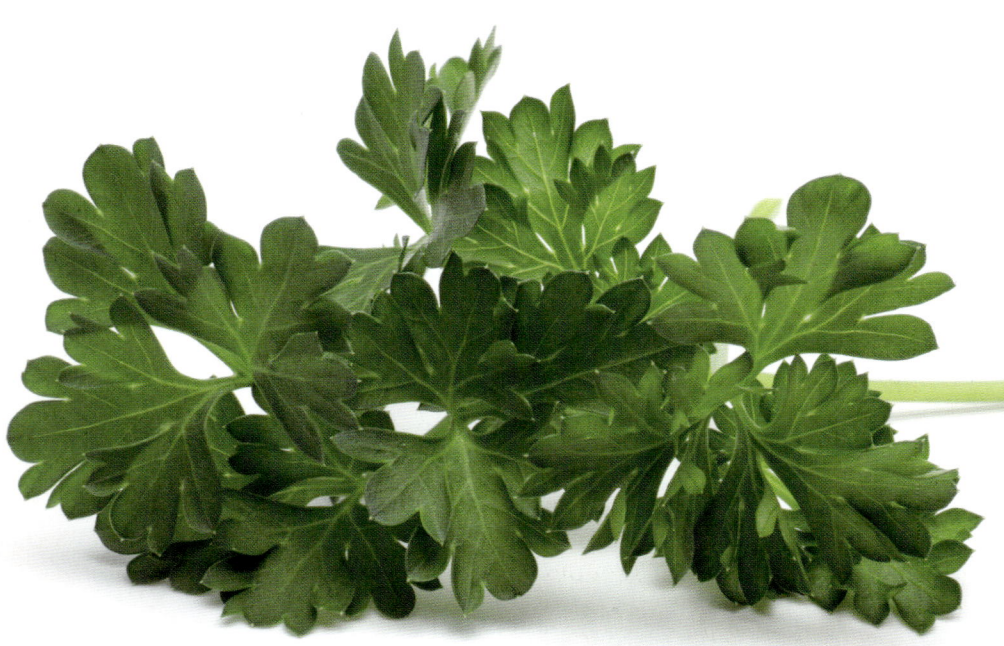

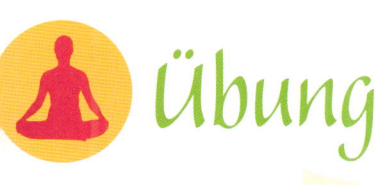 Übung

»Es gibt nur einen Weg, um Fehler zu vermeiden. Keine Ideen mehr zu haben.«

Albert Einstein

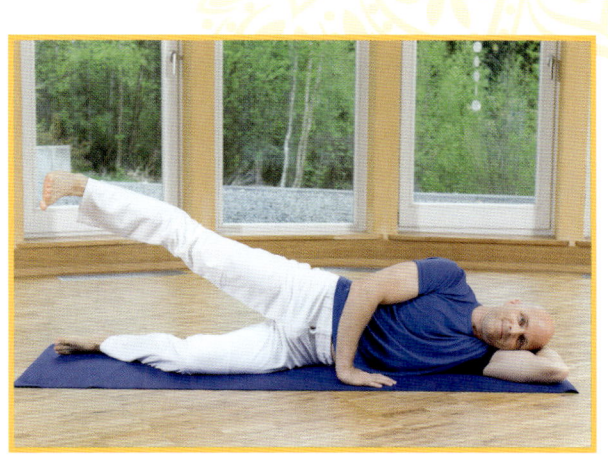

Lege dich auf die linke Seite, beuge das linke Bein leicht und lege den linken Arm unter den Kopf.

Mit der Einatmung hebe das rechte Bein gestreckt hoch. Halte die Stellung und atme tief weiter. Mit der Ausatmung senke das Bein.

Wiederhole 3-mal, dann wechsle die Seite und führe die Übung 4-mal mit dem linken Bein durch.

Morgens: Amaranthjoghurt mit warmer Bananensauce
➜ Rezept vom Tag 14

1: Kartoffel-Spargel-Linsen-Salat ➜ vom Vortag

2: *Ofen-(Süß-)Kartoffeln* und Möhrensalat

Zutaten:
- 2 mittelgroße Süßkartoffeln
- 2 mittelgroße Kartoffeln
- 3 TL Currypulver
- 2 TL Kräuter der Provence (getrocknet)
- 4 EL Olivenöl
- 1 Tasse Wasser
- Salz und Pfeffer nach Geschmack

Für den Salat:
- 3 mittelgroße Möhren
- 2 EL Limettensaft
- 1 EL Rosinen
- 3 EL Walnüsse (gehackt)
- 1 TL brauner Zucker

Den Backofen auf 200° Umluft vorheizen.

Süßkartoffeln schälen, waschen und in mundgerechte Würfel schälen. Lass die Würfel etwas größer als die der Kartoffel, sodass sie gleich schnell garen.

Kartoffeln waschen und ungeschält ebenfalls in mundgerechte Würfel schneiden.

Süß-/Kartoffeln auf einem mit Backpapier ausgelegten Backblech verteilen und mit Currypulver, Kräutern, Salz und Pfeffer bestreuen. Olivenöl über die gewürzten Kartoffeln träufeln und kurz in die Kartoffeln einmassieren. Wasser über die Kartoffeln gießen.

Die Kartoffeln im Ofen (Mitte) etwa 35 Minuten backen, bis sie weich sind.

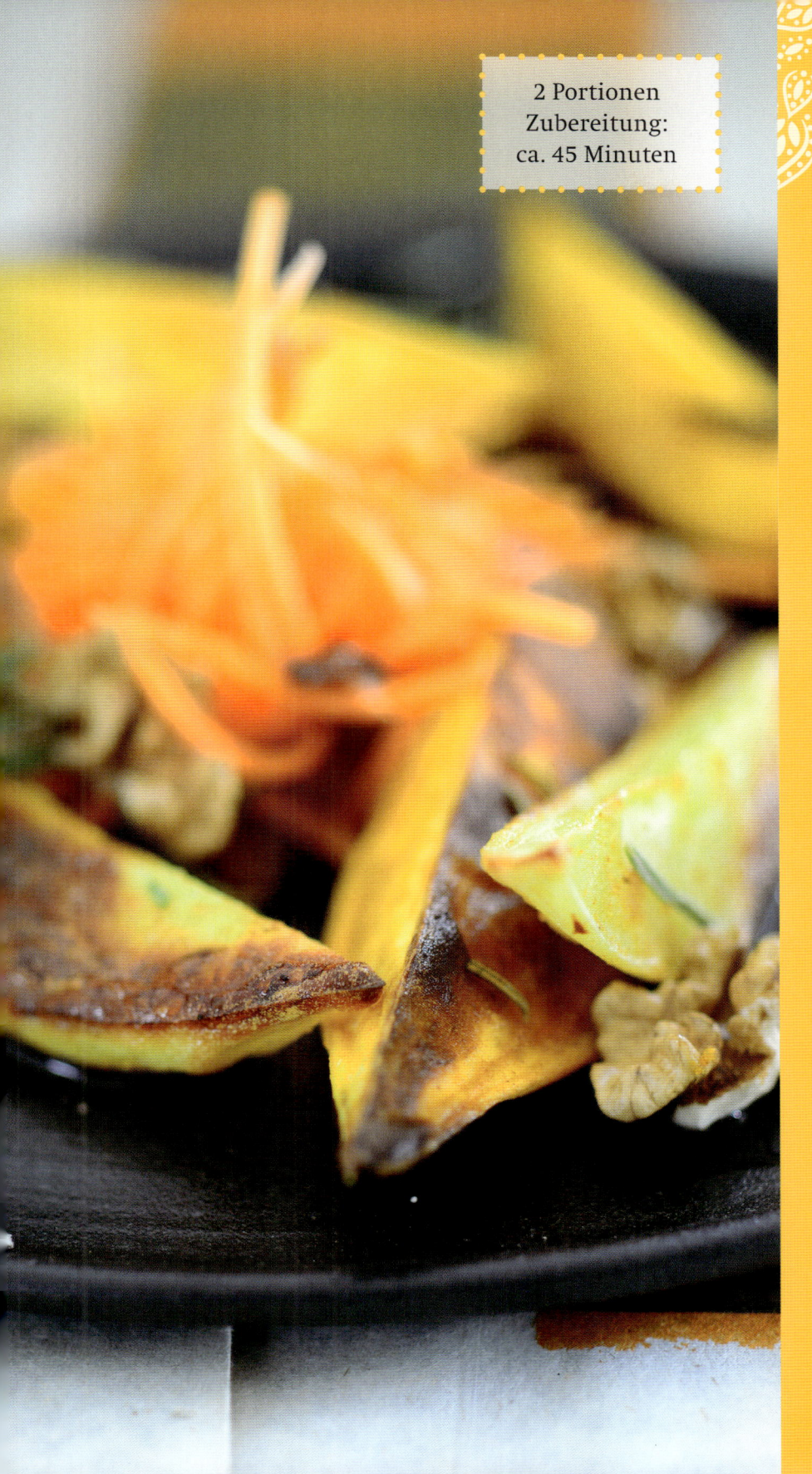

2 Portionen
Zubereitung:
ca. 45 Minuten

Hinweis: Je nach Würfelgröße kann das auch schneller gehen. Deshalb den Garzustand immer wieder überprüfen und die Kartoffeln gelegentlich wenden.

Sind die Kartoffeln weich, kannst du noch für ein paar Minuten den Grill anmachen, sodass sie eine goldene Kruste bekommen.

In der Zwischenzeit die Möhren putzen und fein raspeln. Möhren, Limettensaft, Rosinen, Walnüsse und Zucker in einer mittelgroßen Schüssel vermengen.

Gib die Ofenkartoffeln in die Mitte eines flachen Tellers und drapiere den Möhrensalat darum.

Tipp: Ich stelle mein Currpulver gerne selbst her... (➔ Rezept Seite 166).

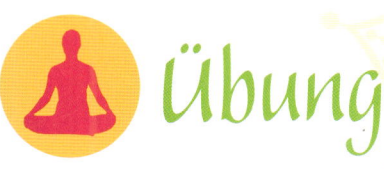 # Übung

»In der Liebe versenken und verlieren
sich alle Widersprüche des Lebens.
Nur in der Liebe sind Einheit und
Zweiheit nicht in Widerstreit.«

Rabindranath Tagore

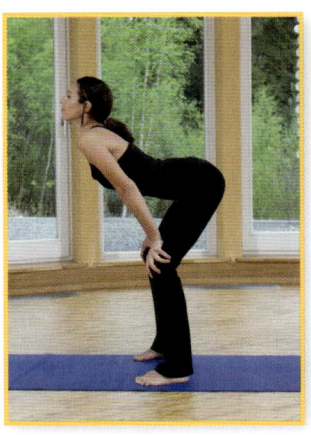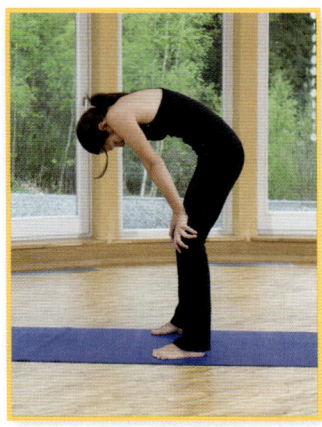

Stelle die Beine etwas mehr als schulterbreit auseinander und stütze dich mit den Händen auf den Knien ab.
Mit der Ausatmung wölbe den Rücken nach oben und
lasse den Kopf nach vorne sinken.

Mit der Einatmung Rolle den Kopf in den Nacken und
beuge den Rücken nach hinten. Wiederhole die Bewegung ein paar Mal im Atemrhythmus.

Morgens: Süßer Amaranth

Den Amaranth mit dem Wasser vermischen und zum Kochen bringen. Anschließend bei geringer Hitze abgedeckt köcheln lassen, bis nur noch wenig Wasser vorhanden ist.

Rosinen hinzugeben und weitere 2 Minuten köcheln lassen.

Abschließend Mandelsplitter, Zimt, Ahornsirup und Mandelmilch unterrühren und servieren.

Ergibt 2 Portionen
Zubereitung:
ca. 20 Minuten

Zutaten:

- 1 Tasse Amaranth
- 2 1/2 Tassen Wasser
- 2 EL Rosinen
- 1 EL Mandelsplitter
- 1/2 TL Zimt
- 2–3 EL Ahornsirup
- 1 Schuss Mandelmilch

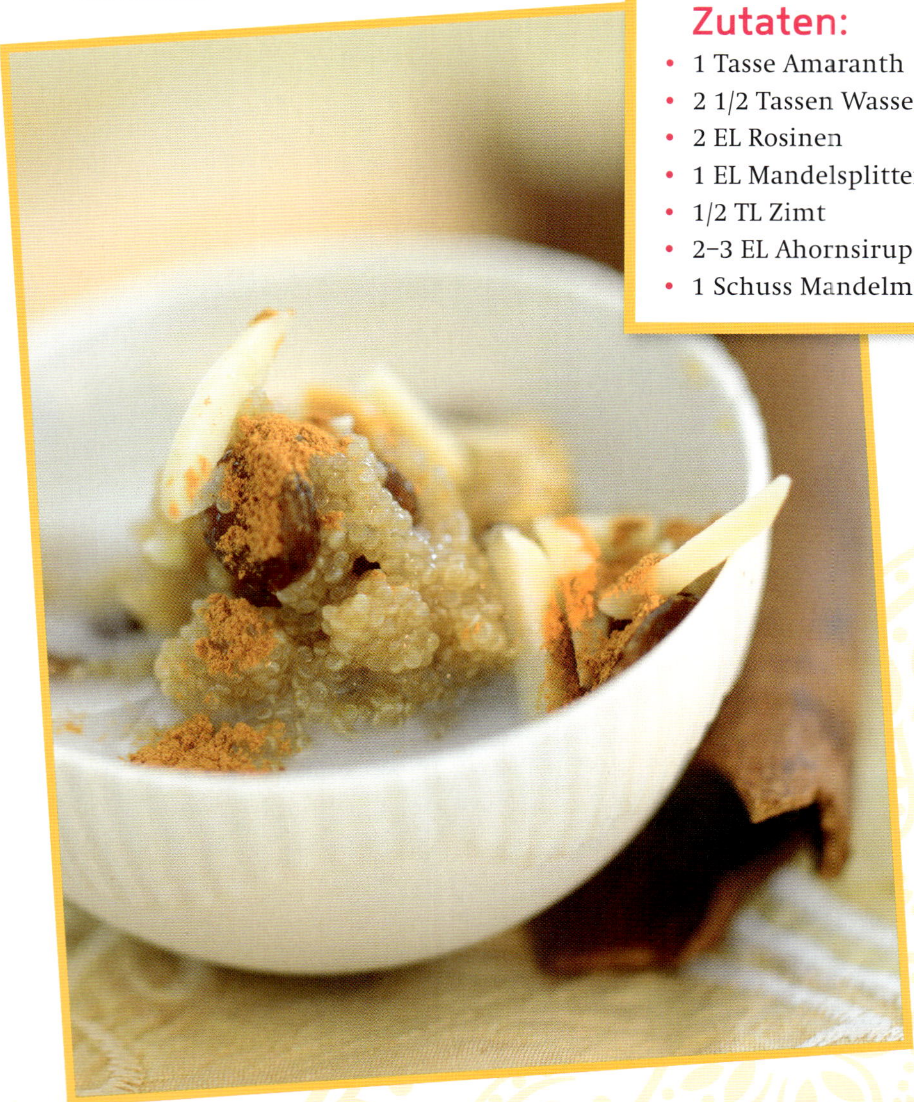

1: Gemischter Salat

Salat putzen und in mundgerechte Streifen schneiden. Paprika waschen, halbieren, vom Kerngehäuse befreien und in feine Streifen schneiden. Tomaten waschen und halbieren.

Salat, Paprika und Tomaten in einer großen Schüssel mischen.

Ergibt 2 Portionen
Zubereitung:
ca. 10 Minuten

Zutaten:

- 1/2 Eisbergsalat
- 2 Paprikaschoten (rot, gelb)
- 250 g Cocktailtomaten (rot, gelb)

Für das Dressing:
- 1 EL Olivenöl
- 2 EL Dijon-Senf
- 2 EL Agavendicksaft
- 2 EL Limettensaft
- Salz und Pfeffer nach Geschmack

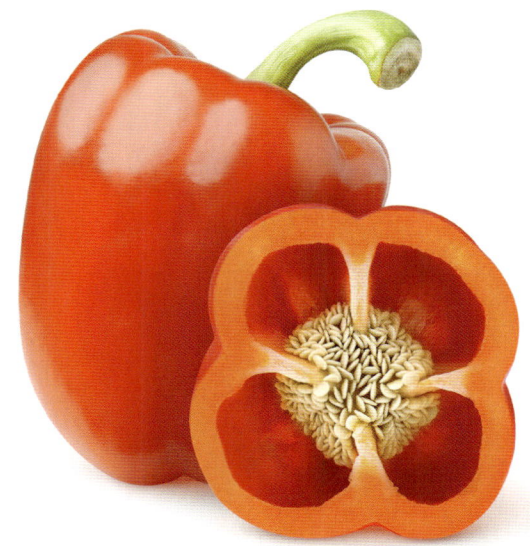

Für das Dressing alle Zutaten in einer kleinen Schüssel gründlich vermengen.

Das Dressing erst unmittelbar vor dem Verzehr über den Salat gießen und unterheben.

Tipp: Willst du den Salat für unterwegs mitnehmen, dann fülle das Dressing in einen separaten Behälter (z.B. Schraubglas), damit der Salat nicht durchweicht.

2: Spaghettikürbis mit Schwarze-Bohnen-Guacamole → Rezept vom Tag 21

Das Alter

Das Alter ist ein höflicher Mann:
Einmal übers andre klopft er an,
aber nun sagt niemand: Herein!
Und vor der Türe will er nicht sein.
Da klinkt er auf, tritt ein so schnell,
und nun heißt's, er sei ein grober Gesell.

Johann Wolfgang von Goethe

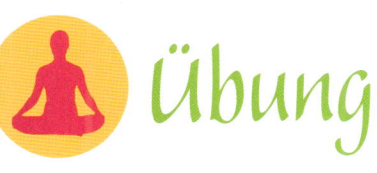

Übung

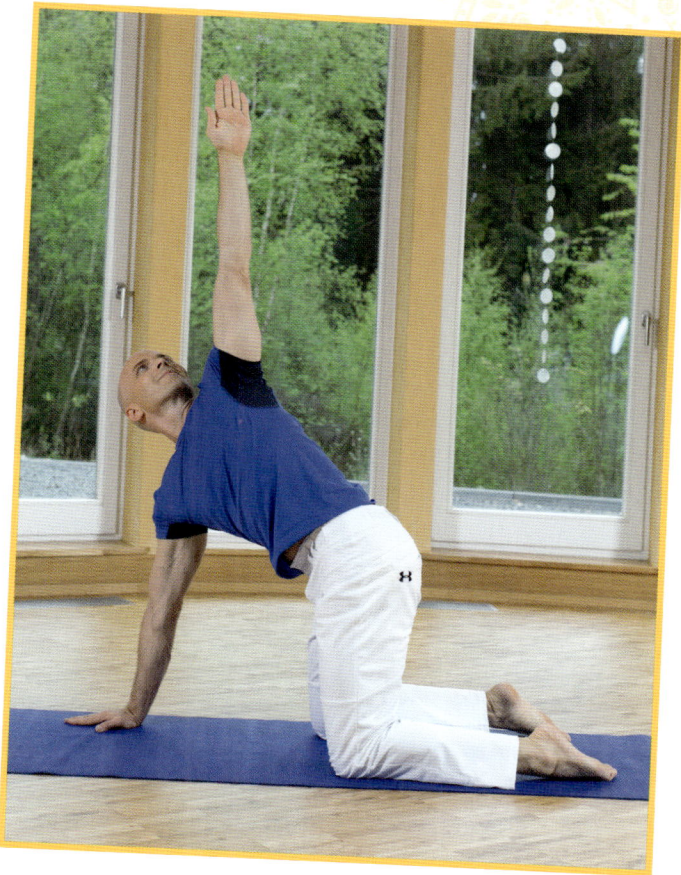

Komme in die Tischstellung, hebe den linken Arm und drehe den Oberkörper zur Seite, sodass er parallel zur Wand ist. Schaue hoch zur linken Hand. Halte die Stellung und atme tief in den Bauch.

Komme aus der Stellung und führe die Übung mit dem rechten Arm durch.

Wiederhole 2- bis 3-mal auf jeder Seite.

1: Rucolasalat mit gerösteten Pinienkernen

Pinienkerne in einer kleinen Pfanne ohne Fett anrösten, bis sie leicht braun werden.

Rucola putzen und verlesen. Tomaten waschen und halbieren.

Rucola, Tomaten und Pinienkerne in einer mittelgroßen Schüssel vermengen.

Öl, Wasser, Limettensaft, Zucker, Salz und Pfeffer in einer kleinen Schüssel zu einem Dressing verrühren.

Das Dressing unter den Salat heben und servieren.

Ergibt 2 Portionen
Zubereitung:
ca. 10 Minuten

Zutaten:

- 30 g Pinienkerne
- 150 g Rucola
- 15 Cocktailtomaten (rot, gelb)
- 4 EL Olivenöl
- 3 EL Wasser
- Saft von 1 Limette
- 1 TL Zucker
- Salz und Pfeffer nach Geschmack

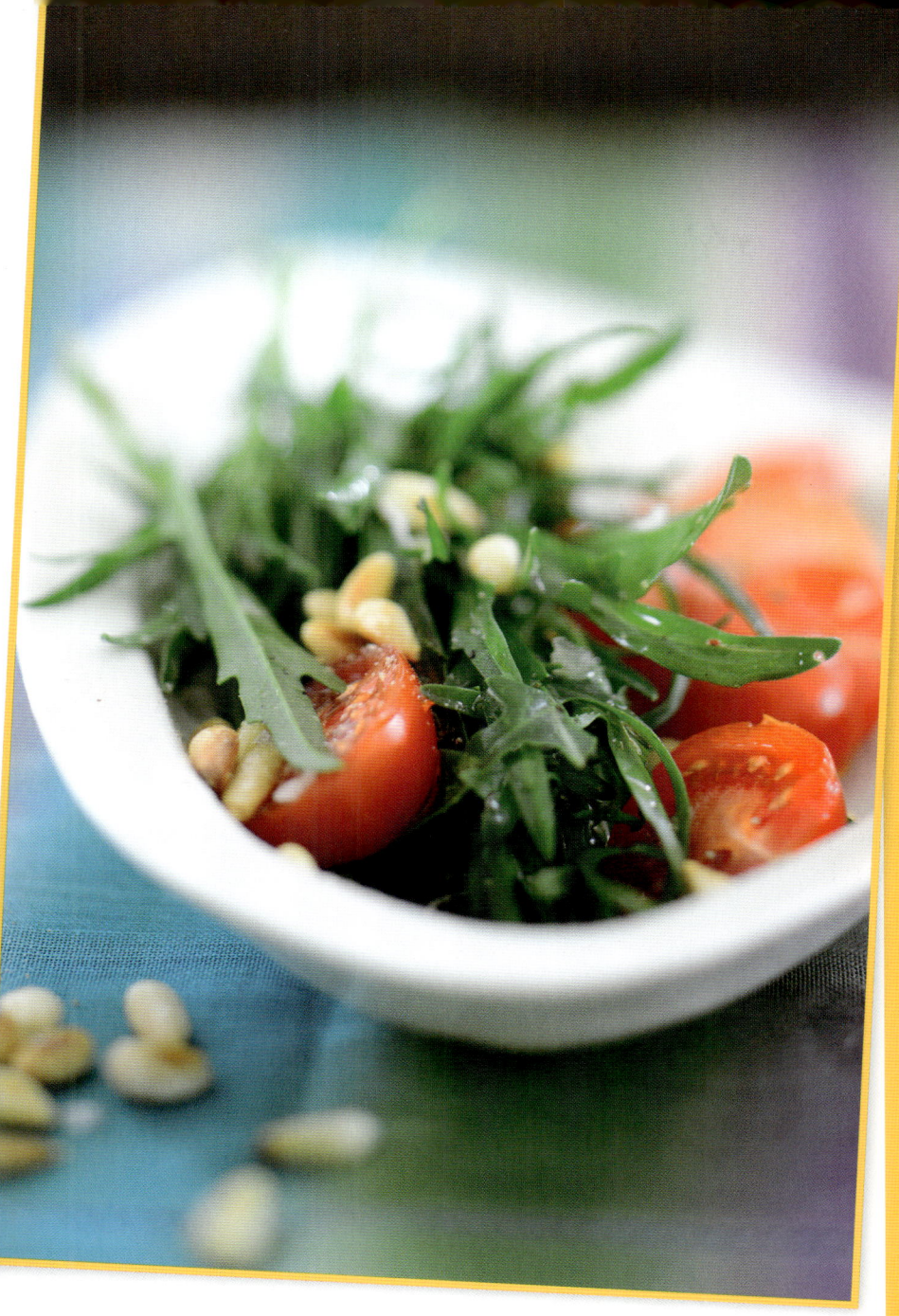

2: Gemüsetopf ➜ Rezept vom Tag 18

Vorbereitung für morgen:
Weiche die Mandeln über Nacht in Wasser ein.

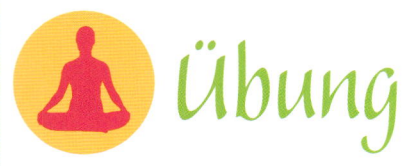 Übung

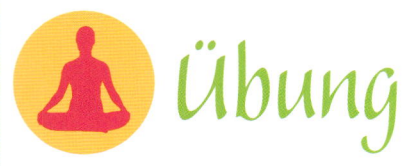

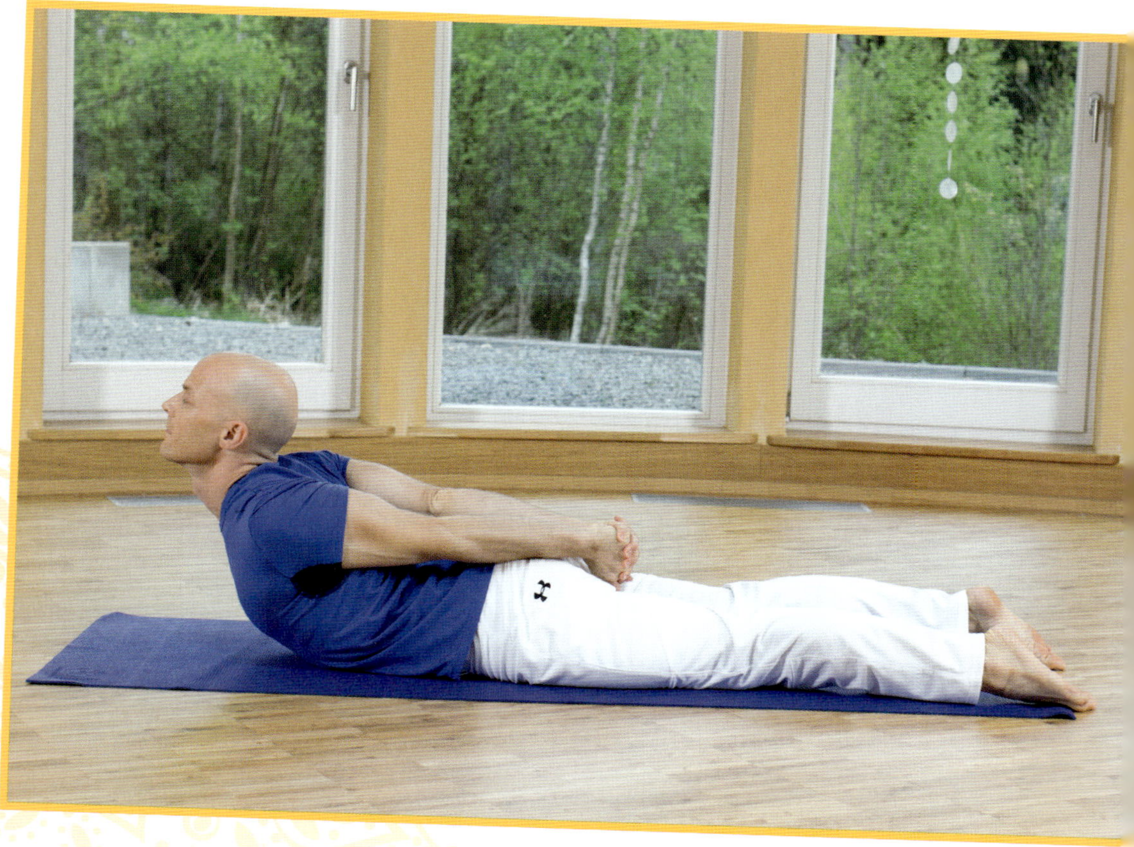

»Mit Kummer kann man allein fertig werden, aber um sich aus vollem Herzen freuen zu können, muss man die Freude teilen.«

Mark Twain

Lege dich auf den Bauch und verschränke die Hände hinter dem Rücken.

Mit der Einatmung spanne das Gesäß leicht an, sodass das Schambein in den Boden drückt. Rolle den Kopf in den Nacken und ziehe die Hände zu den Füßen. Halte die Stellung und atme tief in den Bauch.

Komme mit der Ausatmung aus der Stellung und wiederhole noch 1-mal.

Vorbereitung:
Für morgens: Die Mandeln in Wasser einweichen,
am besten über Nacht.

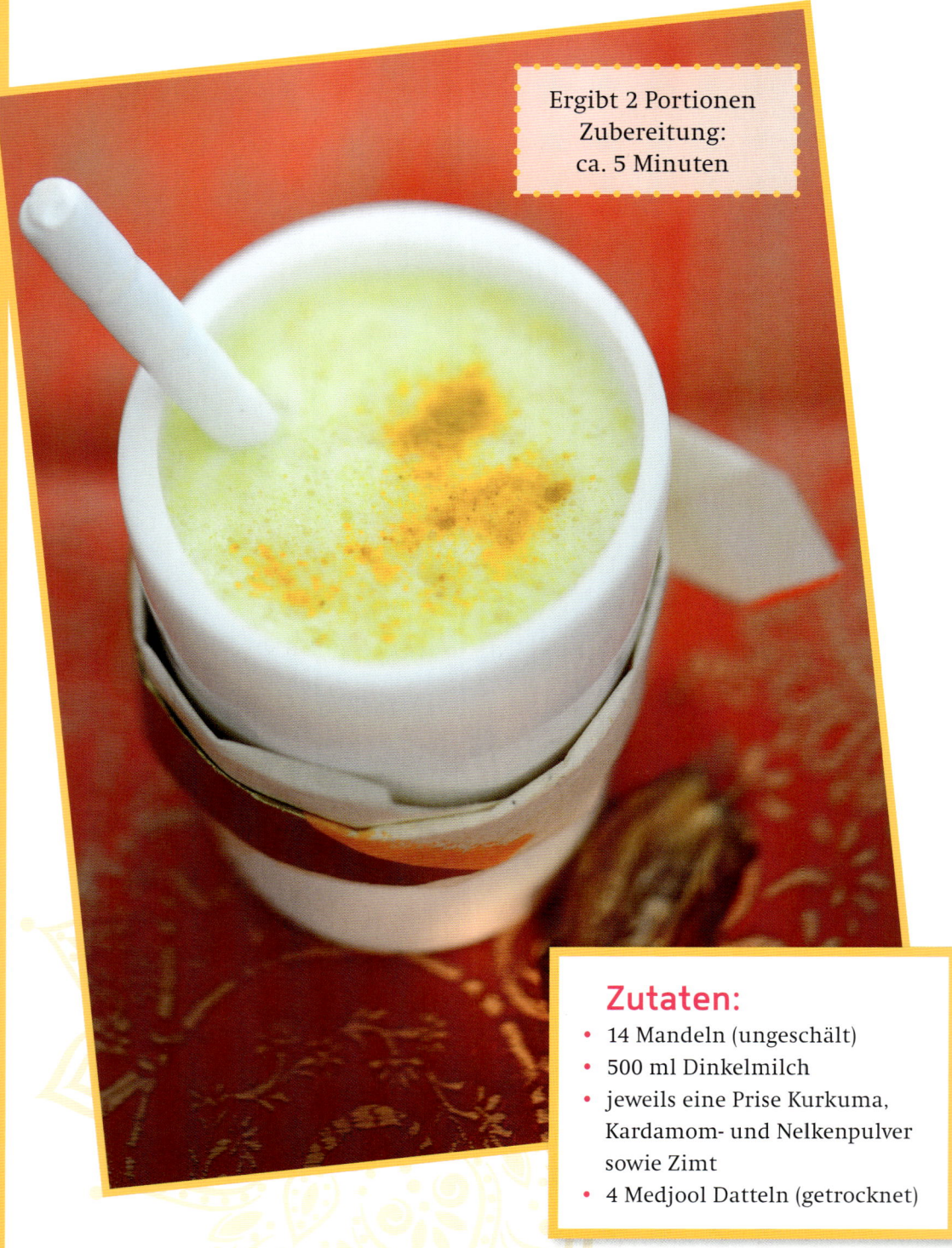

Ergibt 2 Portionen
Zubereitung:
ca. 5 Minuten

Zutaten:
- 14 Mandeln (ungeschält)
- 500 ml Dinkelmilch
- jeweils eine Prise Kurkuma,
  Kardamom- und Nelkenpulver
  sowie Zimt
- 4 Medjool Datteln (getrocknet)

Morgens: *Energiedrink*

Die Mandeln am besten über Nacht einweichen und dann schälen.

Die Dinkelmilch mit den Gewürzen in einem mittleren Topf erwärmen (nicht zum Kochen bringen!). Die würzige Dinkelmilch anschließend zusammen mit den Mandeln und Datteln in den Mixer geben und fein pürieren, sodass die Mandeln vollkommen klein gemahlen sind.

Den Energiedrink in zwei Gläser füllen und noch warm genießen.

Tipp: Wenn es mal schnell gehen muss, kannst du auch kalte Dinkelmilch verwenden. Der Energiedrink ist außerdem super für unterwegs geeignet.

1: Gemüsetopf → Rezept vom Tag 18

Dieses Gericht schmeckt am besten, wenn man es täglich frisch zubereitet.

2: Gemüsequiche → Rezept vom Tag 16

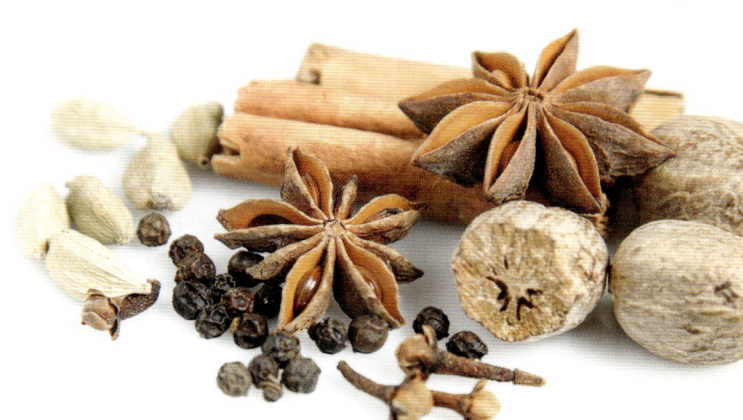

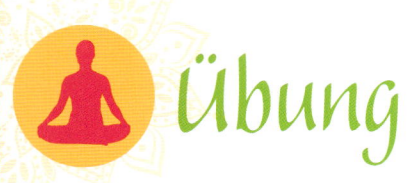 Übung

> »Je schöner und voller die Erinnerungen, desto schwerer die Trennung. Aber die Dankbarkeit verwandelt die Qual der Erinnerung in eine stille Freude.«
>
> Dietrich Bonhoeffer

Lege dich auf den Rücken. Die Arme liegen seitlich ausgestreckt auf Schulterhöhe am Boden, die Beine sind geschlossen.

Hebe die Füße vom Boden und senke die Beine nach rechts ab.

Komme zurück zur Mitte und senke die Beine nach links. Gehe so 4- bis 6-mal von rechts nach links.

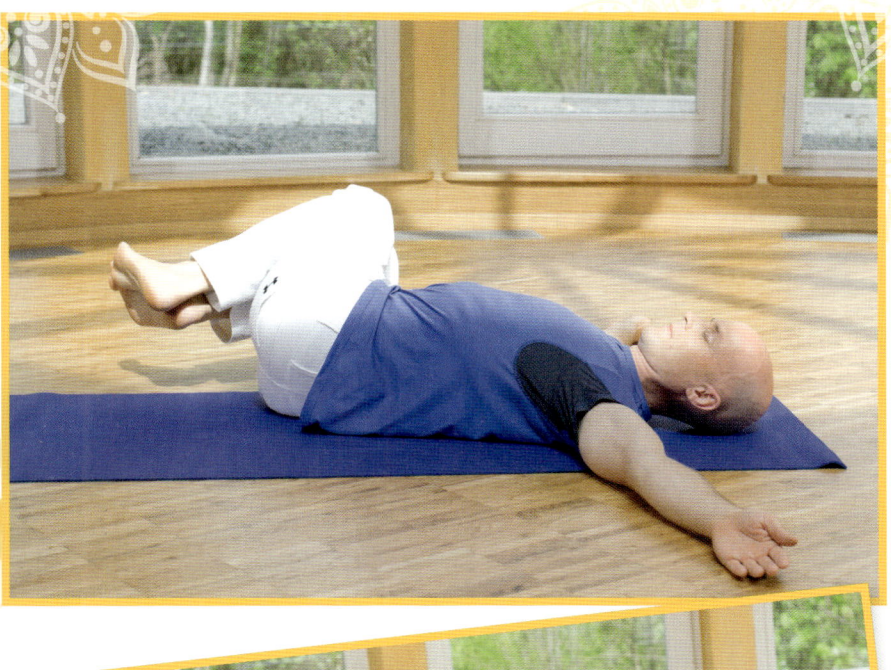

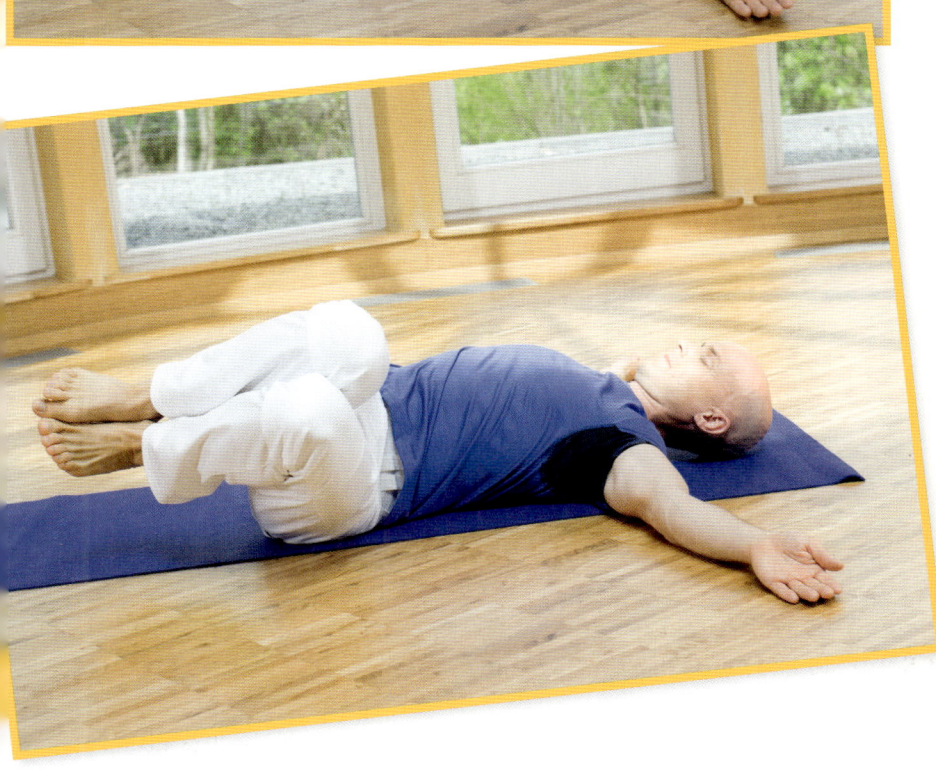

1: Kokosmilchreis

Kokosmilch, Wasser, Reis und Salz in einen mittelgroßen Topf geben und etwa 30 Minuten bei mittlerer Hitze köcheln lassen. Dabei gelegentlich umrühren, damit der Reis nicht ansetzt. Nach etwa 25 Minuten den Zucker hinzugeben und einrühren.

Am Ende der Garzeit (wenn der Reis weich ist) den Kokosmilchreis mit Zimt und Ahornsirup abschmecken und heiß servieren.

2: Gemüsequiche ➜ vom Vortag
Erwärme die Quiche bei 175° Umluft (Mitte) im Ofen.

Ergibt 4 Portionen
(für insgesamt 2 Tage)
Zubereitung:
ca. 35 Minuten

Zutaten:
- 400 ml Kokosmilch (alternativ Mandel- oder Dinkelmilch)
- 200 ml Wasser
- 1/2 Tasse Basmatireis
- 1/2 Tasse Naturreis
- 1 Prise Salz
- 1/2 Tasse Rohrzucker
- Zimtpulver und Ahornsirup nach Geschmack

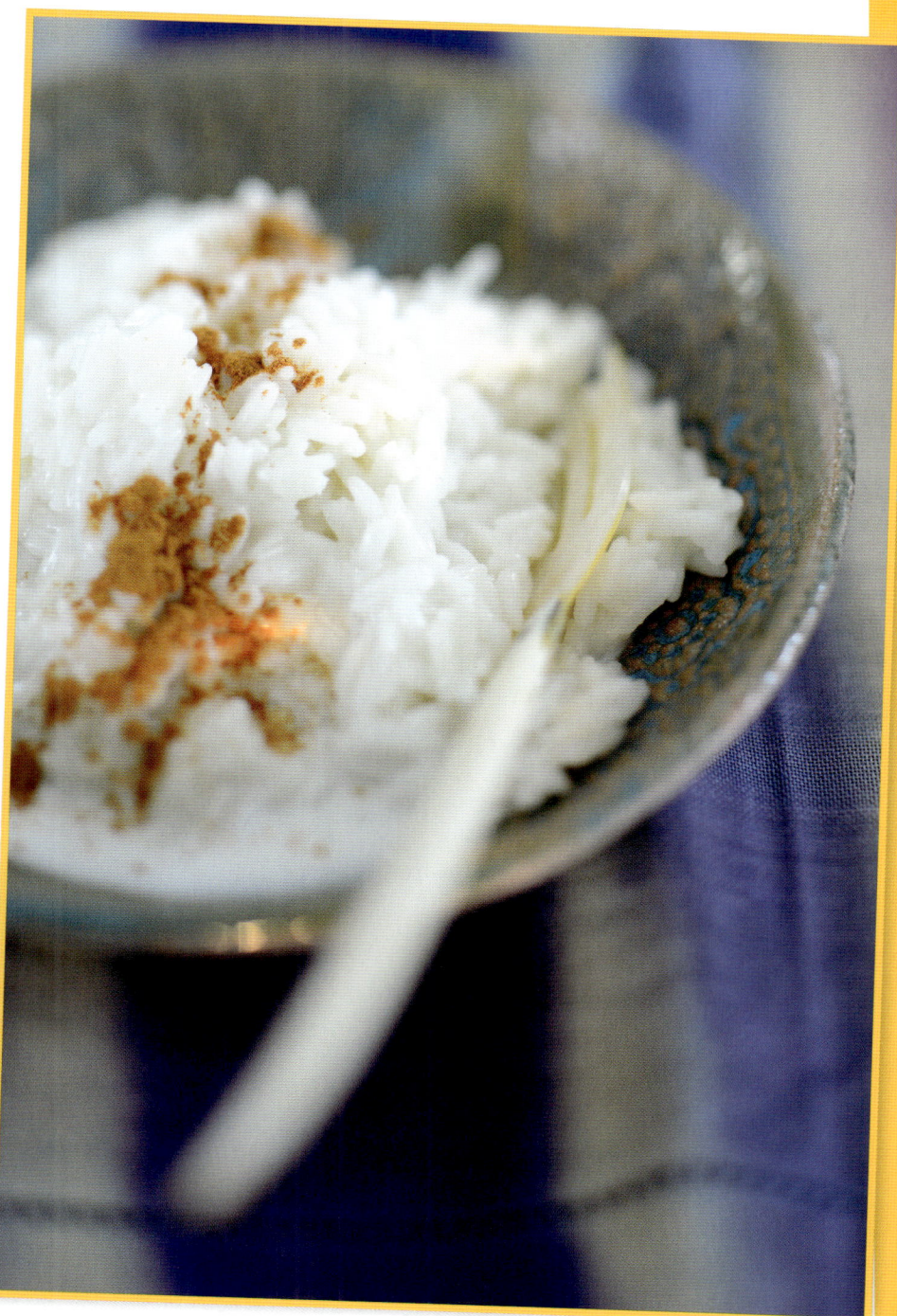

Vorbereitung für morgen:

Weiche Reis und Mung Dal bereits über Nacht
in Wasser ein.

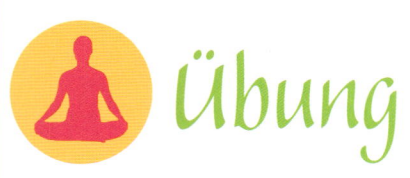

Übung

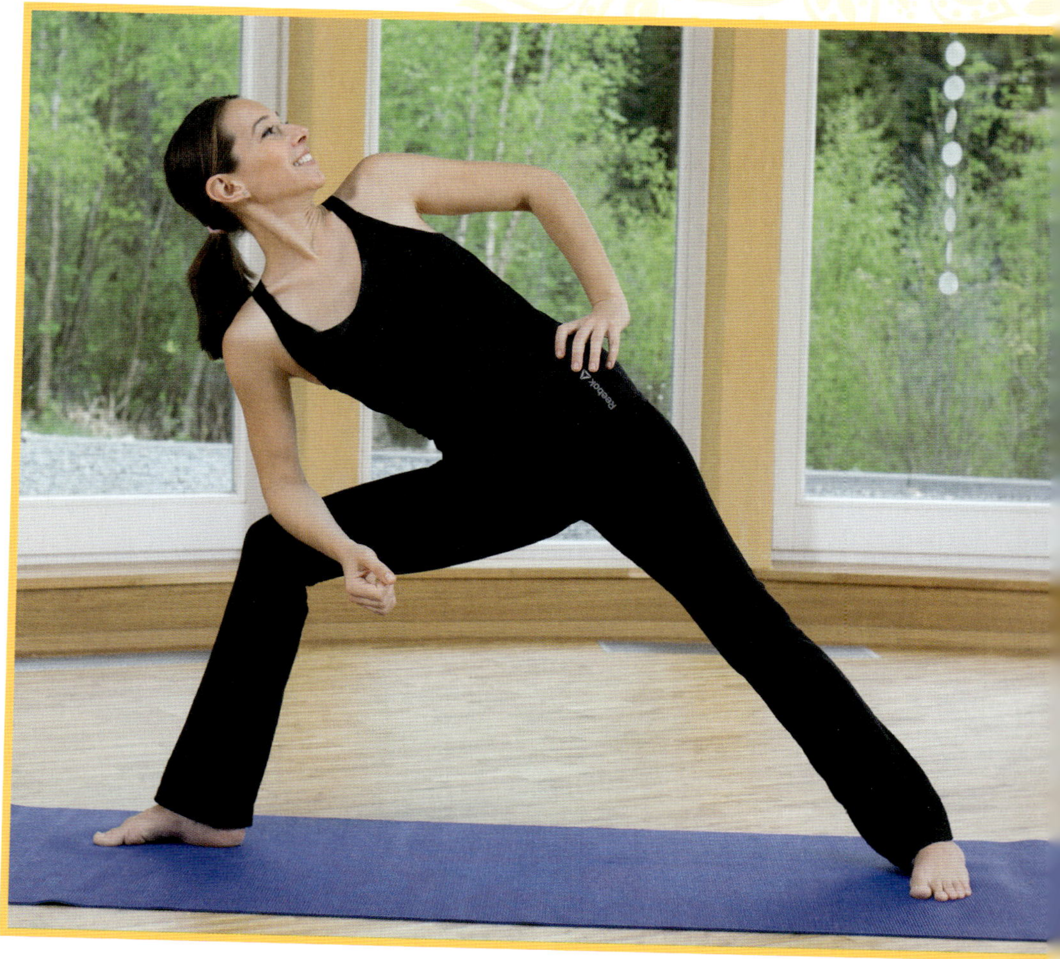

> »Das Gestern ist fort, das Morgen nicht da. Leb' also heute!«

Pythagoras von Samos

Gib die Beine etwa 1,2 Meter weit auseinander.

Drehe den rechten Fuß um 90 Grad nach außen, beuge das rechte Bein und stütze den rechten Ellbogen auf den rechten Oberschenkel. Die linke Hand stützt in die linke Hüfte. Halte die Stellung und atme tief weiter.

Wiederhole auf der anderen Seite.

Vorbereitung:

Für morgens: Reis und Mung Dal über Nacht in Wasser einweichen.

Morgens: Kitchari ➜ Rezept vom Tag 1

1: Kokosmilchreis ➜ vom Vortag
Den Kokosmilchreis kannst du heute kalt genießen und ihn dazu nochmals mit Zimt und Ahornsirup abschmecken.

2: Zucchinispaghetti mit Avocado-Gurken-Sauce

Für die Sauce die Avocado halbieren, entsteinen und das Fruchtfleisch aus der Schale löffeln. Die Gurke schälen und in grobe Stücke schneiden. Basilikumblätter waschen und trocken tupfen. Avocado- und Gurkenstücke, Basilikum sowie Zitronensaft in den Mixer geben und fein pürieren.

*Ergibt 2 Portionen
Zubereitung:
ca. 20 Minuten*

Tomaten waschen und halbieren. Rucola waschen, trocken schütteln und fein hacken.

Für die Zucchinispaghetti die Zucchini waschen, das obere und untere Ende entfernen und mit einem Spiralschneider zu Spiralen schneiden. Einen großen Topf zu 3/4 mit Wasser füllen und mit etwas Salz zum Kochen bringen. Die Zucchinispaghetti hineingeben und etwa 40 Sekunden kochen lassen.

Hinweis: Je nach individuellem Geschmack kann die Kochzeit auch etwas länger sein, ich mag es lieber mit Biss. Anschließend das Kochwasser abgießen.

Die Zucchinispaghetti mit Tomatenhäften und Rucola garnieren, die kalte Avocado-Gurken-Sauce darüber gießen, mit Salz und Pfeffer abschmecken und servieren.

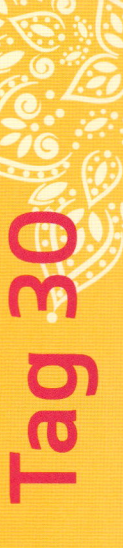

Zutaten:

Für die Sauce:

- 1 Avocado
- 1 Salatgurke
- 10 Basilikumblätter
- Saft von 1 Zitrone

- 10 Cherrytomaten
- 200 g frischer Rucola
- 2 große Zucchini
- Salz und Pfeffer nach Geschmack

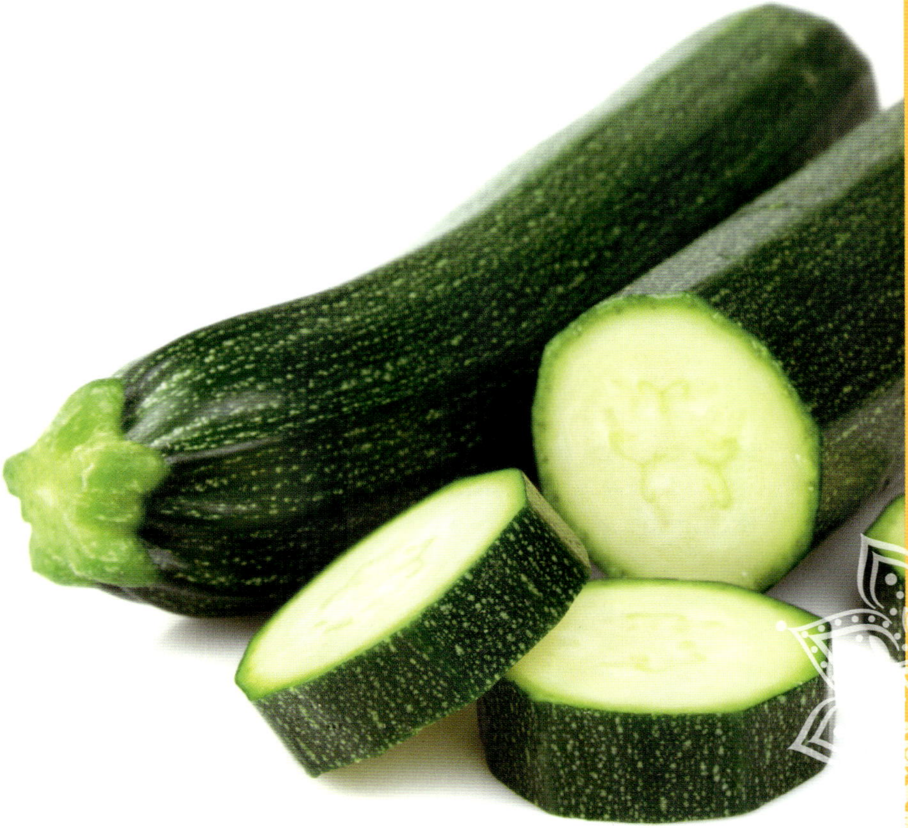

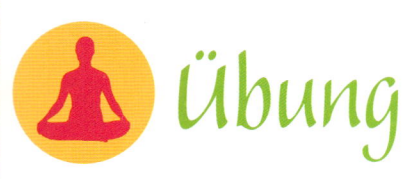 Übung

> »Es ist unglaublich, wie viel Kraft die Seele dem Körper zu leihen vermag.«
>
> Wilhelm von Humboldt

Lege dich auf den Rücken, gib die Füße etwa hüftbreit auseinander, die Arme liegen am Boden.

Mit der Einatmung hebe das Becken so hoch wie möglich und spanne das Gesäß leicht an. Halte die Stellung und atme tief weiter.

Komme mit der Ausatmung aus der Stellung.

Wiederhole 2- bis 3-mal.

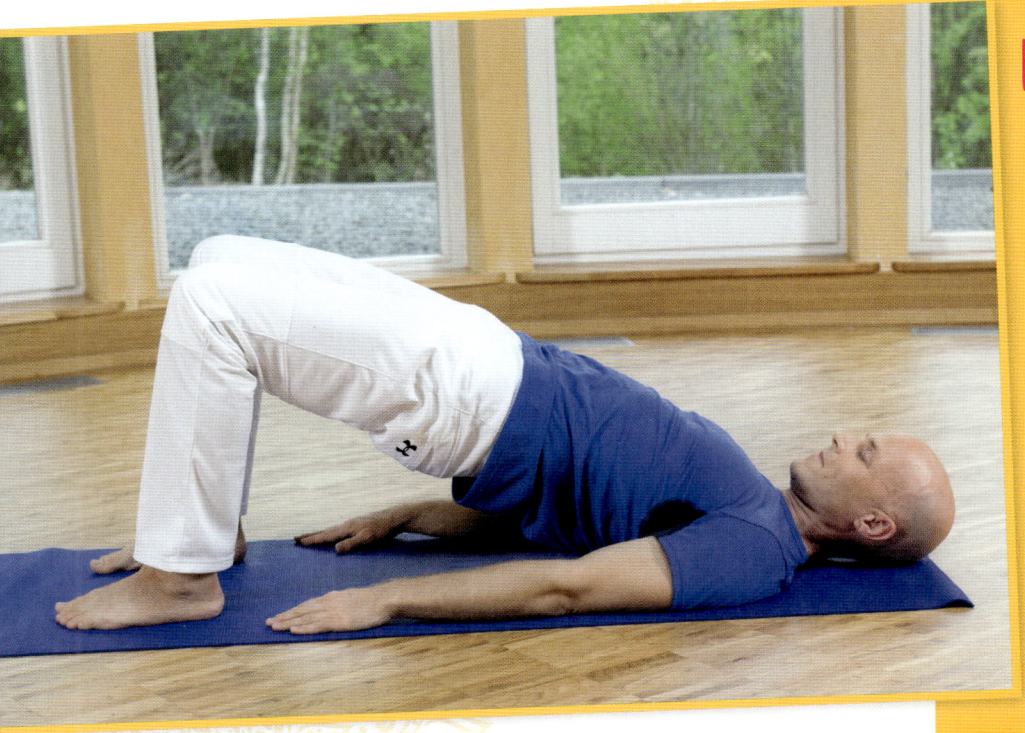

Zusätzliche *Rezepte* und Ideen

Currypulver

Zubereitung: ca. 5 Minuten

Je nach Bedarf und zu gleichen Teilen Kurkumapulver, Fenchelsamen und Kreuzkümmel nacheinander in einer elektrischen Kaffeemühle fein mahlen.

Fenchelsamen, Kreuzkümmel sowie Kurkumapulver anschließend gründlich vermengen.

Bewahre das Currypulver in einem luftdicht verschlossenen Glas (z. B. Schraubglas) auf.

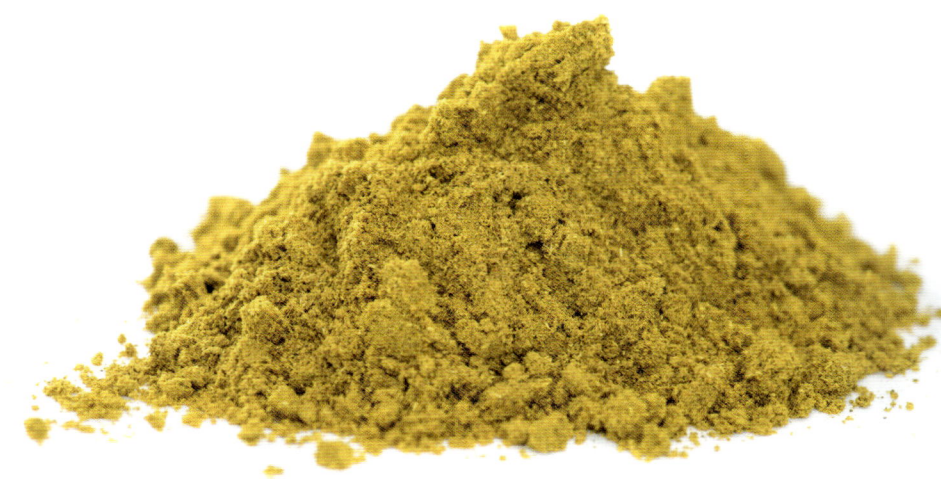

Veganes Amaranthbrot

Für den Sauerteigansatz Amaranth, Trockenhefe und Zucker in einem Schraubglas vermischen. Mineralwasser hinzufügen und gut verrühren. Das Glas mit dem Schraubdeckel verschließen und bei warmer Zimmertemperatur etwa 12–24 Stunden gären lassen.

Für den Hauptteig den Sauerteigansatz in eine Rührschüssel geben, das Schraubglas mit etwas Mineralwasser (von den 700 ml) ausspülen und dazugießen. Restliches Wasser mit Ahornsirup mischen und hinzugeben. Die restlichen Zutaten, bis auf das Sonnenblumenöl, ebenfalls unterrühren.

Den Brotteig in die Backform gießen und glatt streichen. Mit einem feuchten Tuch abdecken und bei Zimmertemperatur etwa 1,5 Stunden gehen lassen. Wenn die Oberfläche einreißt, kannst du das Brot in den nicht vorgeheizten Ofen (Mitte) geben und bei 150° Heißluft etwa 2 Stunden backen.

Am Ende der Backzeit das Amaranthbrot aus dem Ofen nehmen, die Oberfläche mit Olivenöl bestreichen und ca. 15 Minuten abkühlen lassen.

Anschließend das Brot aus der Form gleiten lassen und das Backpapier entfernen.

Zutaten:

Für den Sauerteigansatz:
- 150 g gemahlener Amaranth
- 1 Prise Trockenhefe
- 1 Prise Rohrzucker
- 150 ml kohlensäurehaltiges Mineralwasser
- Schraubglas (750 ml)

Für den Hauptteig:
- 1 Sauerteigansatz
- 700 ml kohlensäurehaltiges Mineralwasser
- 1 EL Ahornsirup
- 700 g Amaranth (gemahlen)
- 1 Piment (gemahlen)
- 2 TL Kardamompulver
- 2 TL Koriander (gemahlen)
- 3 TL Salz
- 100 g Sonnenblumenkerne
- 100 g ungeschälter Sesamen
- 100 g ganzer Leinsam
- 2 EL Olivenöl (zum Bestreichen)
- Kastenbackform (30 cm) mit Backpapier ausgelegt

Süße *Snacks*

Gepoppte *Amaranth-* Dattel-Bällchen

Zubereitung:
ca. 10 Minuten

Alle Zutaten mit einem Stabmixer pürieren. Den Teig zu kleinen Bällchen rollen und diese servieren.

Optional kannst du die Bällchen auch nochmal durch gepoppten Amaranth rollen.

Zutaten:
- 1 Tasse Medjool Datteln (getrocknet, entkernt)
- 1 1/2 Tassen Amaranth (gepoppt)
- 1 EL Ahornsirup
- 1 EL Mandelbutter

Veganer *Möhrenkuchen* mit Cashewfrosting

Zubereitung:
ca. 50 Minuten

Weiche die Macadamia- und Cashewnüsse für etwa 15 Minuten in Wasser ein und lass sie anschließend abtropfen.

Den Backofen auf 220° Umluft vorheizen. Die Backform mit Kokosöl einfetten.

Möhren putzen und fein raspeln.

Für den Teig Apfelmus, Mandelmilch, Vanille, Zucker und Öl in einer großen Schüssel miteinander verrühren. In einer weiteren Schüssel Dinkelmehl, Backpulver und -natron, Zimt, Muskatnuss sowie Salz vermengen und anschließend zu den feuchten Zutaten in der ersten Schüssel geben. Die Teigzutaten gründlich vermischen, und abschließend die Möhren unterrühren.

Den Kuchenteig in die Backform füllen und im Ofen (Mitte) etwa 30–40 Minuten backen. Der Zahnstochertest: Um zu überprüfen, ob der Teig fertig ist, steche einen Zahnstocher in die Mitte des Kuchens. Er sollte beim Herausziehen vollkommen trocken sein.

Während der Kuchen backt, alle Zutaten für das Frosting in einen Mixer geben. Diese zunächst bei niedriger Geschwindigkeit pürieren und die Geschwindigkeit anschließend stetig erhöhen. Ist die Masse zu dickflüssig, füge noch etwas Mandelmilch hinzu.

Das Frosting für mindestens 30 Minuten im Kühlschrank kalt stellen. Lass den Kuchen vollkommen erkalten, bevor du das Frosting mit einem Löffel auf den Kuchen aufträgst. Den Möhrenkuchen mit Chashewfrosting in Scheiben schneiden und servieren.

Zutaten:

Für das Cashewfrosting:
- 1/2 Tasse Macadamianüsse
- 1/2 Tasse Cashewnüsse
- 1/4 Tasse Mandelmilch
- 1/4 Tasse Ahornsirup
- 2 TL Kokosöl
- 1 TL Vanilleextrakt
- 2 TL Zitronensaft
- 1/2 TL Salz

Für den Kuchenteig:
- 1 EL Kokosöl (zum Einfetten)
- 4 mittelgroße Möhren
- 1/2 Tasse Apfelmus
- 1 Tasse Mandelmilch
- 2 TL Vanilleextrakt
- 1 Tasse Rohrzucker
- 1/2 Tasse Kokosöl
- 2 1/4 Tassen Dinkelmehl
- 3 TL Backpulver
- 1 TL Backnatron
- 3 TL Zimtpulver
- 1/2 TL Muskatnuss (gemahlen)
- 1 TL Salz

Kastenbackform (30 cm)

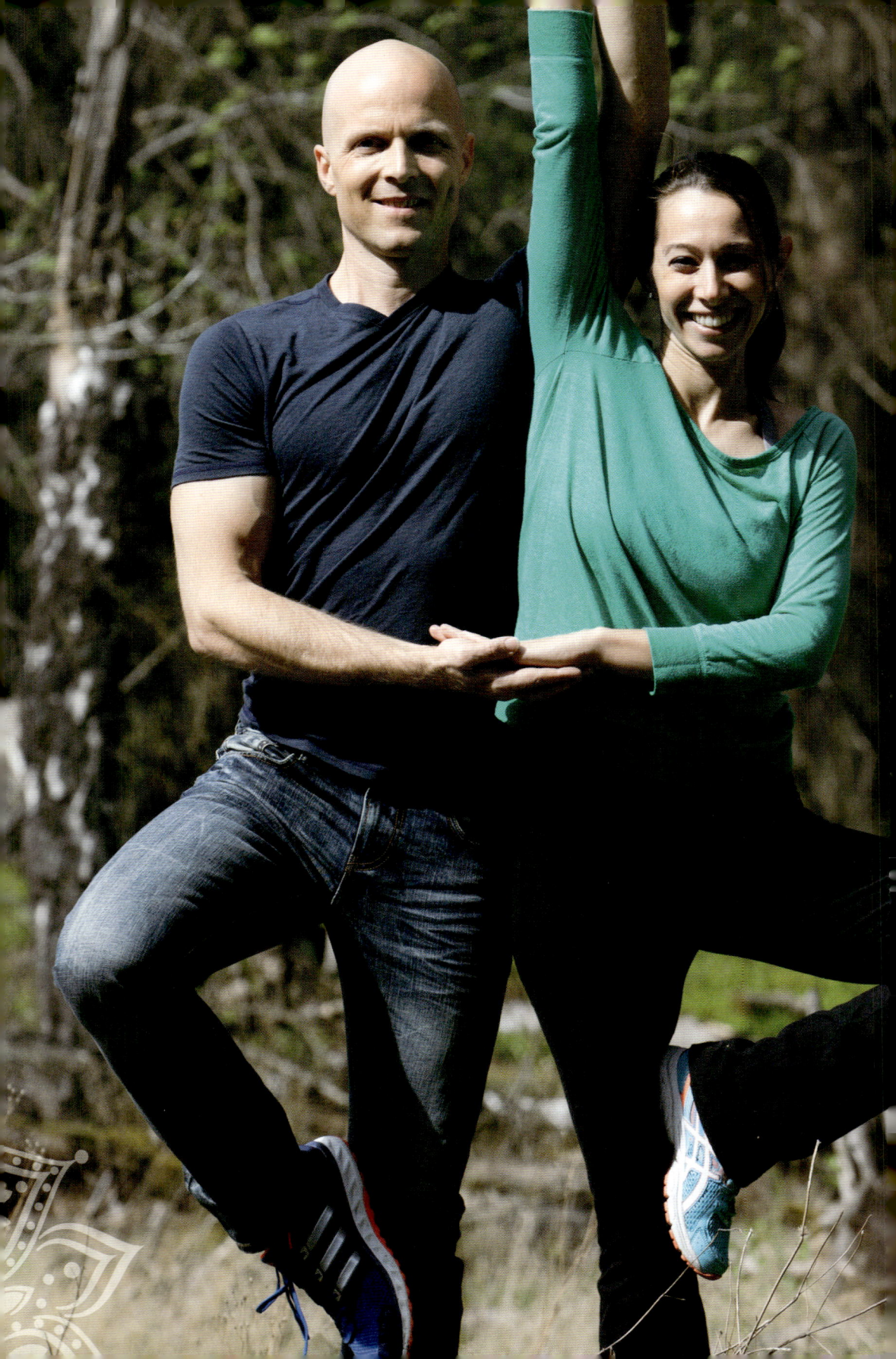

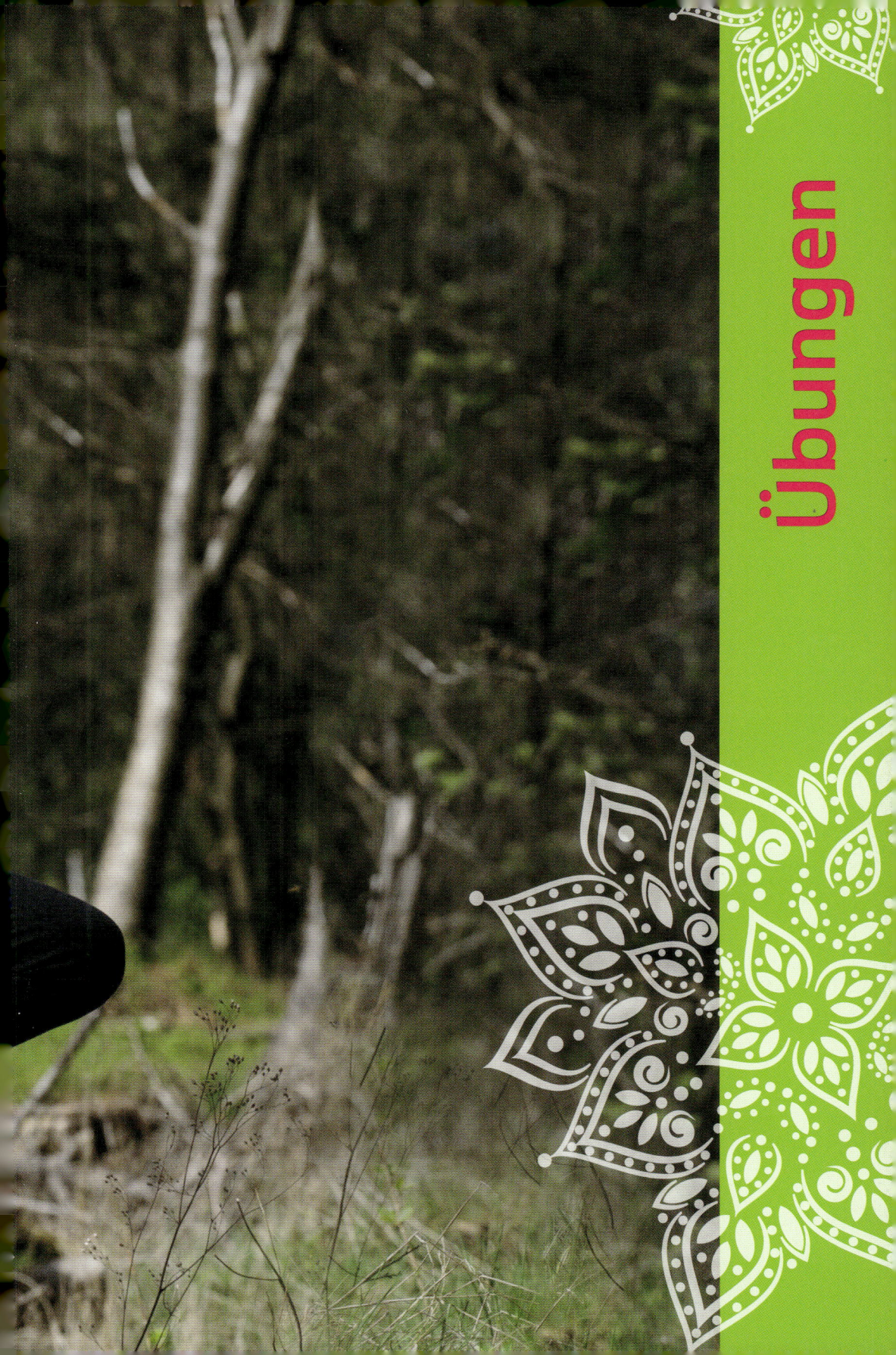

Übungen

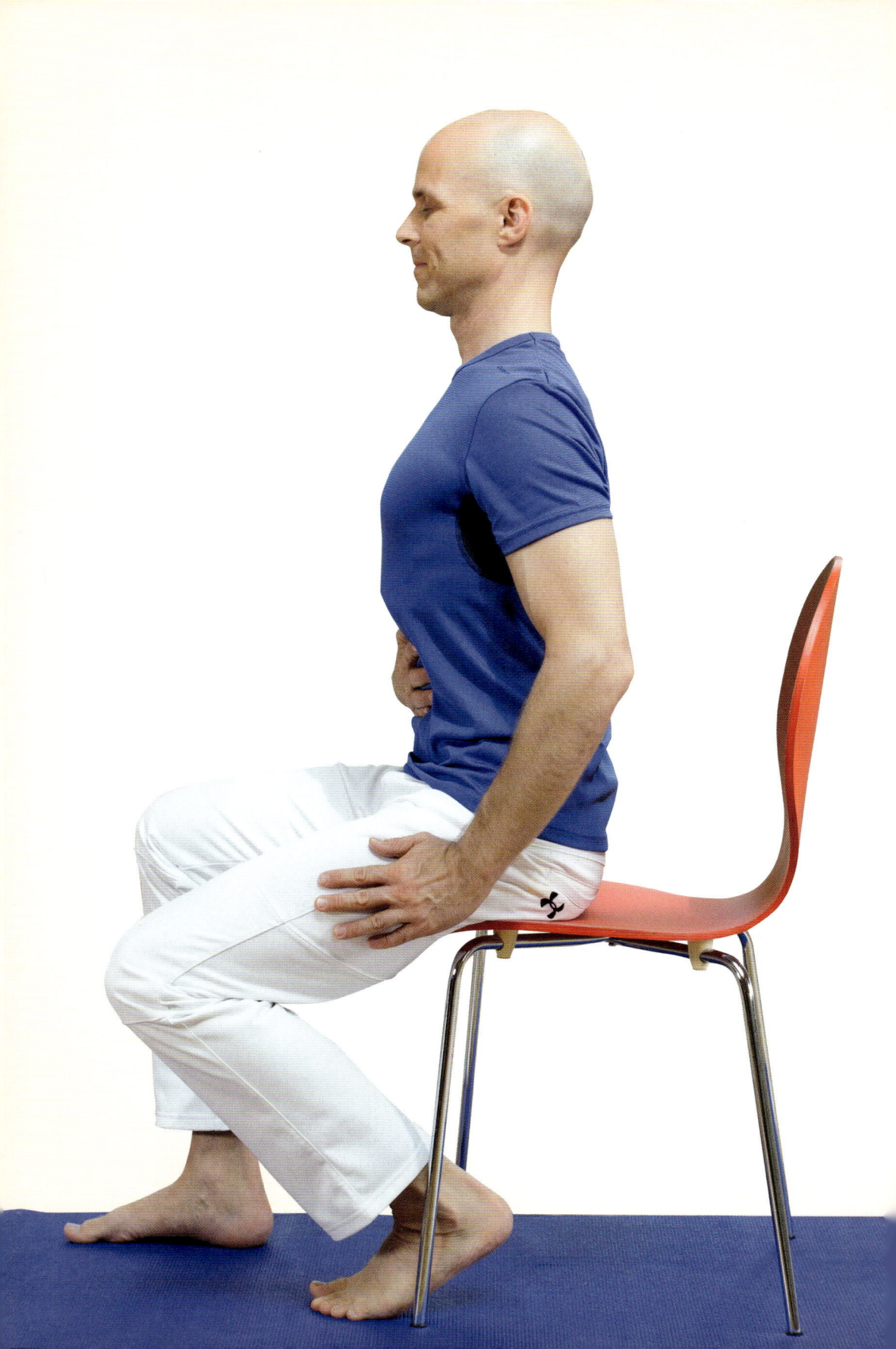

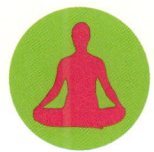

Übungsreihe 1

Übung 1

01

♦ Setze dich auf die Vorderkante des Stuhles.
♦ Achte darauf, dass sich die Oberschenkel frei bewegen können.
♦ Stelle beide Füße flach auf oder ziehe einen Fuß leicht zurück.
♦ Kippe das Becken leicht nach vorne, der Rücken ist gerade.
♦ Achte aber darauf, dass du nicht in ein Hohlkreuz gehst.
♦ Hebe das Brustbein leicht an, sodass sich der Brustkorb öffnen kann.
♦ Lege eine Hand auf den Bauchnabel.
♦ Ausatmen, ziehe den Bauch zur Wirbelsäule.
♦ Du kannst mit der Hand etwas nachhelfen, sodass der Bauch etwas weiter zurückgehen kann.

02

♦ Einatmen, wölbe den Bauch nach außen.
♦ Atme 3–4 Sekunden lang aus und 3–4 Sekunden lang ein.
♦ Zähle geistig die Sekunden der Ein- und Ausatmung.
♦ Wiederhole 4- bis 6-mal.

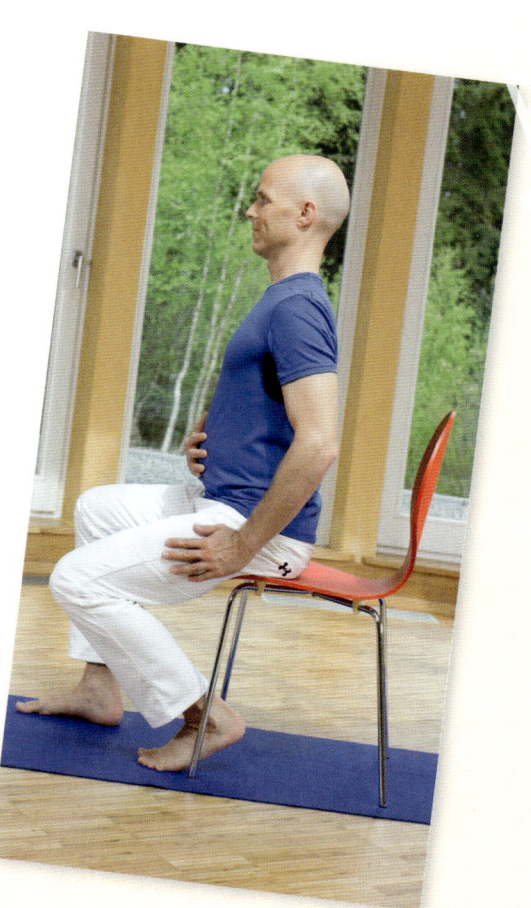

Übung 2

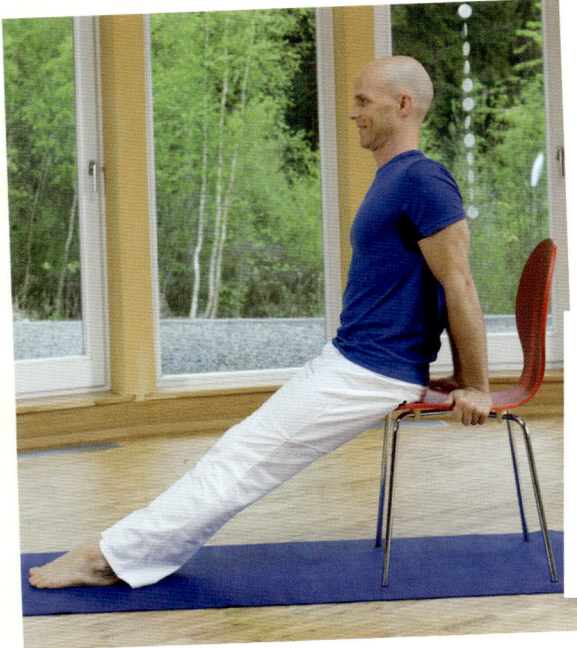

01

- Strecke die Beine aus und schließe sie.
- Stelle die Hände hinter dir auf den Stuhl.

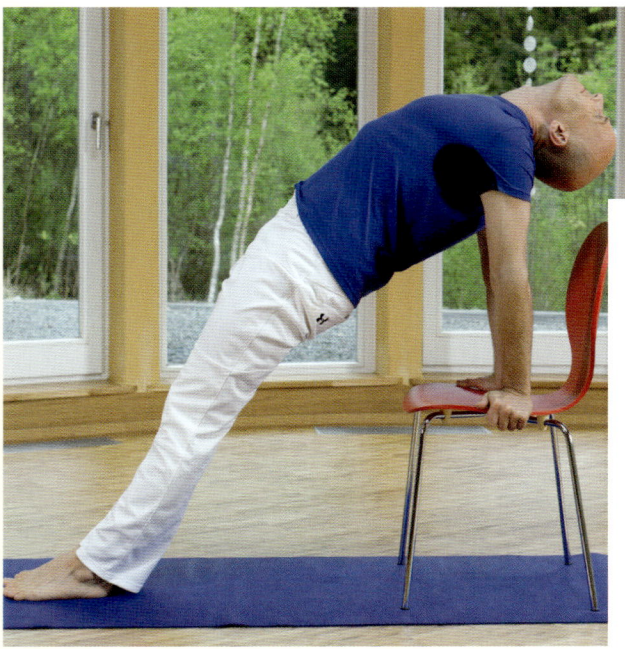

02

- Einatmen, hebe das Becken.
- Achte darauf, dass du das Becken nur so weit hebst, wie es angenehm ist.
- Beuge die Beine leicht.
- Stelle die Füße flach auf den Boden.
- Du solltest keinen Druck, oder Schmerz im unteren Rücken spüren.
- Wenn möglich, rolle den Kopf sanft in den Nacken.

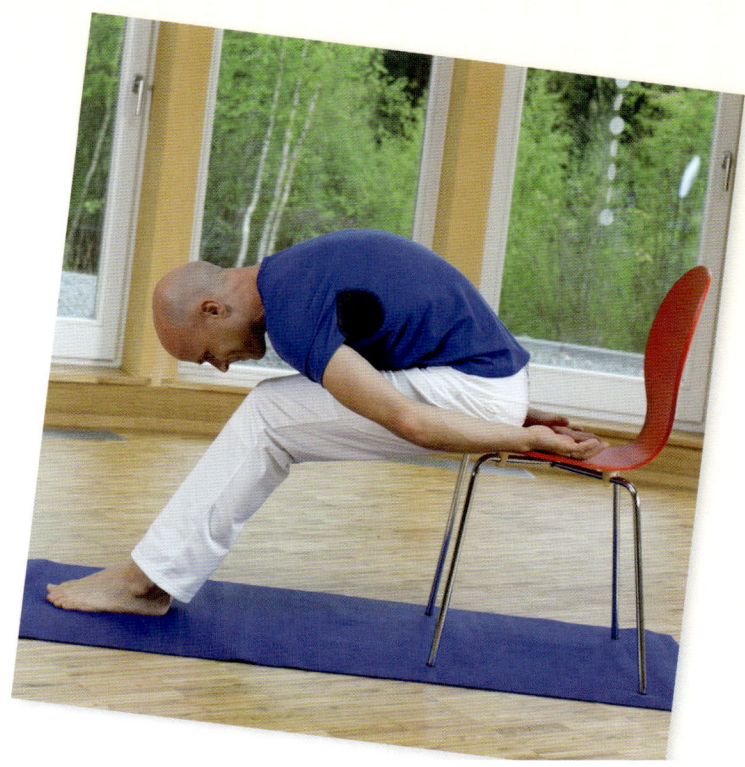

03

- ◆ Ausatmen, senke das Becken ab und beuge dich nach vorne.
- ◆ Lasse den Kopf sanft nach vorne sinken.
- ◆ Spüre die Dehnung in der Rückseite des Körpers.
- ◆ Wiederhole die Übung noch 2-mal.

Übung 3

01

- Stelle die Füße etwa schulterbreit auseinander. Lege die linke Hand neben dir auf die Sitzfläche.
- Einatmen, strecke den rechten Arm hoch, sodass der Oberarm den Kopf berührt.

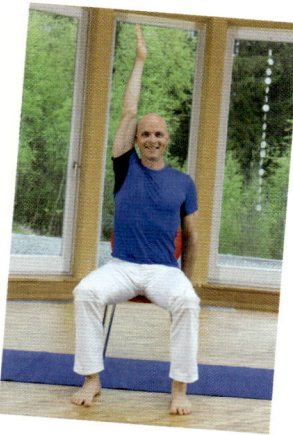

02

- Ausatmen, beuge dich ganz gerade nach links. Wenn nötig, stütze dich mit der linken Hand auf dem Stuhl ab. Achte darauf, dass der rechte Arm am Kopf und der Oberkörper ganz gerade bleibt.
- Löse die Stellung und führe die Übung auf der anderen Seite durch.
- Wiederhole noch 1-mal auf jeder Seite.

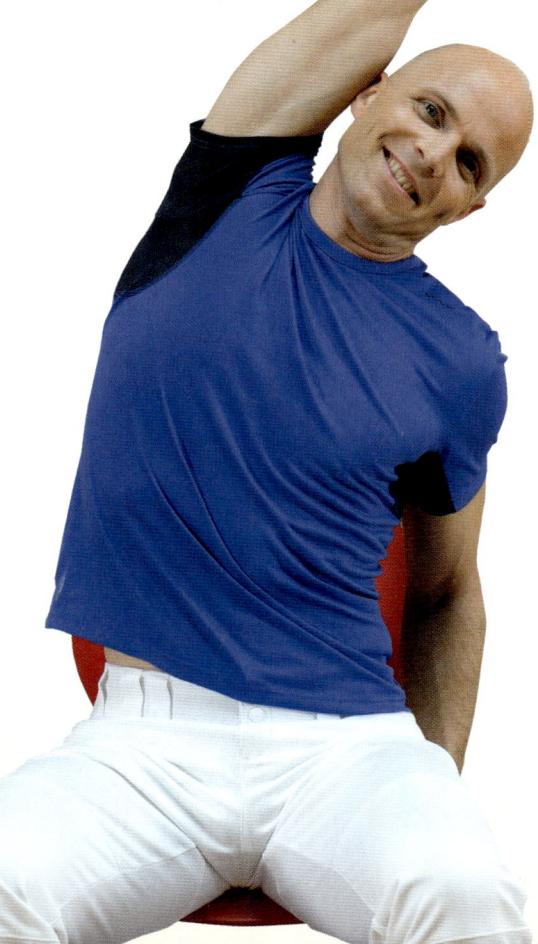

Übung 4

01

- Lege die linke Hand hinter dir auf die Sitzfläche, die rechte auf das linke Knie.
- Einatmen, richte die Wirbelsäule auf.

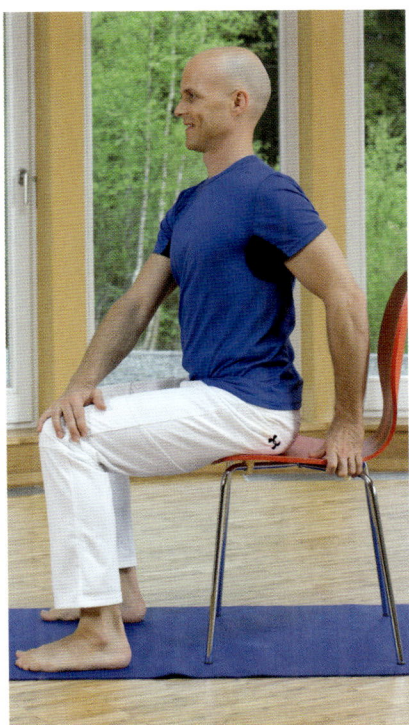

02

- Ausatmen, drehe dich aus dem Schultergürtel nach links. Stelle dir vor, dass die linke Schulter die Bewegung führt. Der Kopf dreht sich nur leicht mit, sodass du keine Spannung im Nacken erzeugst. Achte darauf, dass der Brustkorb aufrecht bleibt.
- Wiederhole auf der anderen Seite.
- Komme aus der Stellung, schließe für einen Moment die Augen und nimm wahr, wie sich dein Körper nach den Übungen anfühlt.
- Beende die Trainingseinheit.

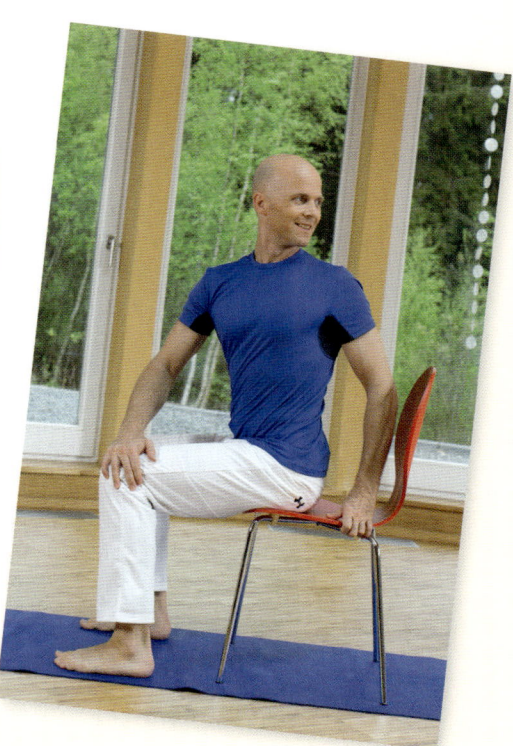

Übungsreihe 2

Übung 1

01

- Lege dich auf den Rücken und stelle die Füße auf, etwa schulterbreit voneinander entfernt. Die Knie lehnen aneinander.
- Lege eine Hand auf den Bauchnabel. Atme 3 bis 4 Sekunden lang aus und ziehe den Bauch nach unten in Richtung Wirbelsäule. Zähle geistig die Sekunden der Ein- und Ausatmung.

02

- Atme 3 bis 4 Sekunden lang ein und wölbe den Bauch in Richtung Decke.
- Wiederhole 4- bis 6-mal.

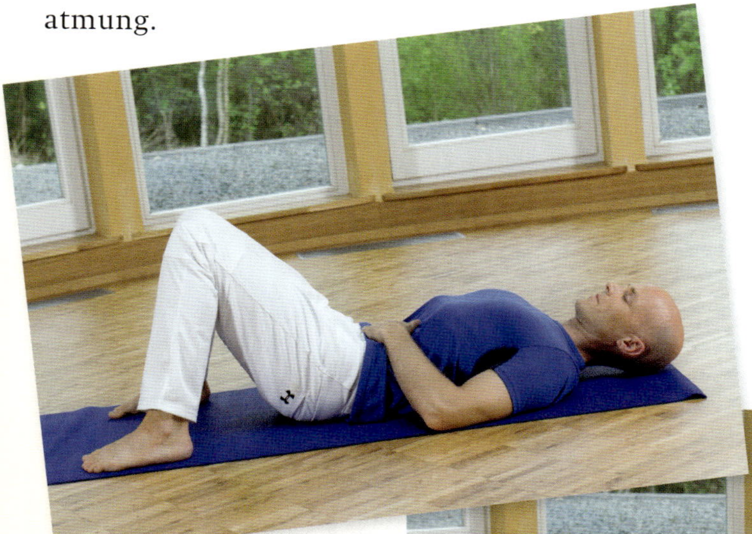

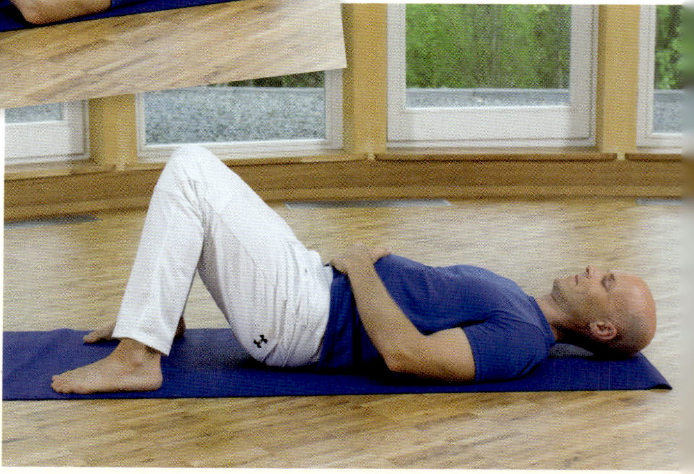

Übung 2

01

- Lege dich auf den Rücken, strecke beide Arme seitlich auf Schulterhöhe aus und stelle die Füße auf. Die Beine sind geschlossen.

02

- Ausatmen, senke beide Beine nach rechts. Sie müssen nicht zum Boden gehen. Mach nur so viel, wie dir angenehm ist.
- Drehe den Kopf nach links.
- Achte darauf, dass beide Schultern am Boden liegen bleiben und du ruhig atmen kannst.
- Komme aus der Stellung und wiederhole die Übung auf der anderen Seite.

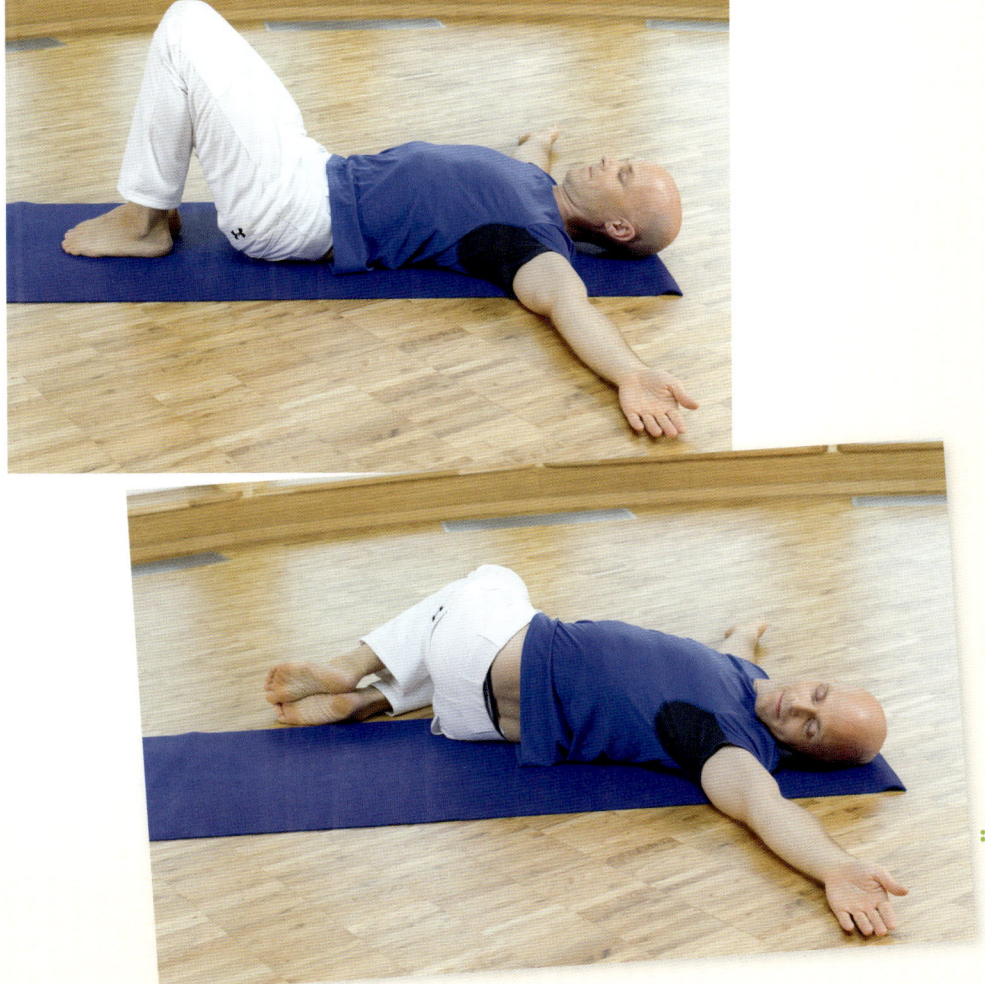

Übung 3

01

- Strecke die Arme über dem Kopf aus.
- Wenn möglich, strecke auch die Beine aus. Wenn das zu viel Druck im unteren Rücken erzeugt, lass die Füße aufgestellt.
- Achte darauf, dass Oberkörper und Schultern am Boden liegen bleiben. Bewege dich nur seitlich.
- Strecke beide Arme und Beine geschlossen nach links, sodass du in einer Bananenform liegst. Spüre die Dehnung in der rechten Seite des Körpers.
- Wiederhole die Übung auf der anderen Seite.

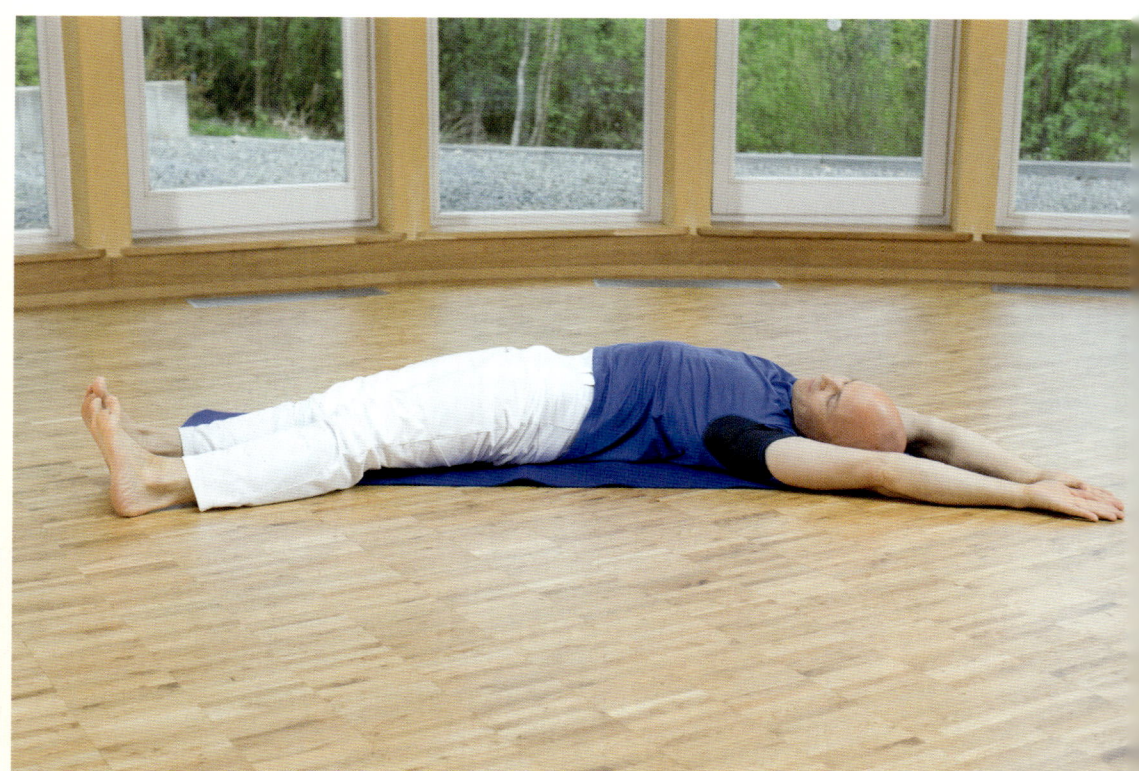

Übung 4

01

- Setze dich auf und strecke das linke Bein. Lege den rechten Fuß an den linken Oberschenkel, schiebe die linke Ferse von dir weg. Lege die Hände auf den linken Oberschenkel.
- Einatmen, richte den Rücken auf.

02

- Ausatmen, gleite mit den
- Händen am linken Bein hinunter. Achte darauf, dass du keinen Schmerz im unteren Rücken spürst.
- Komme aus der Stellung und wiederhole die Übung auf der anderen Seite.

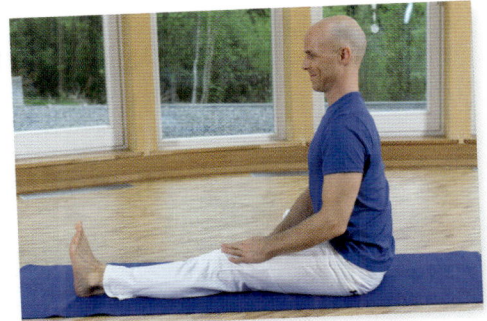

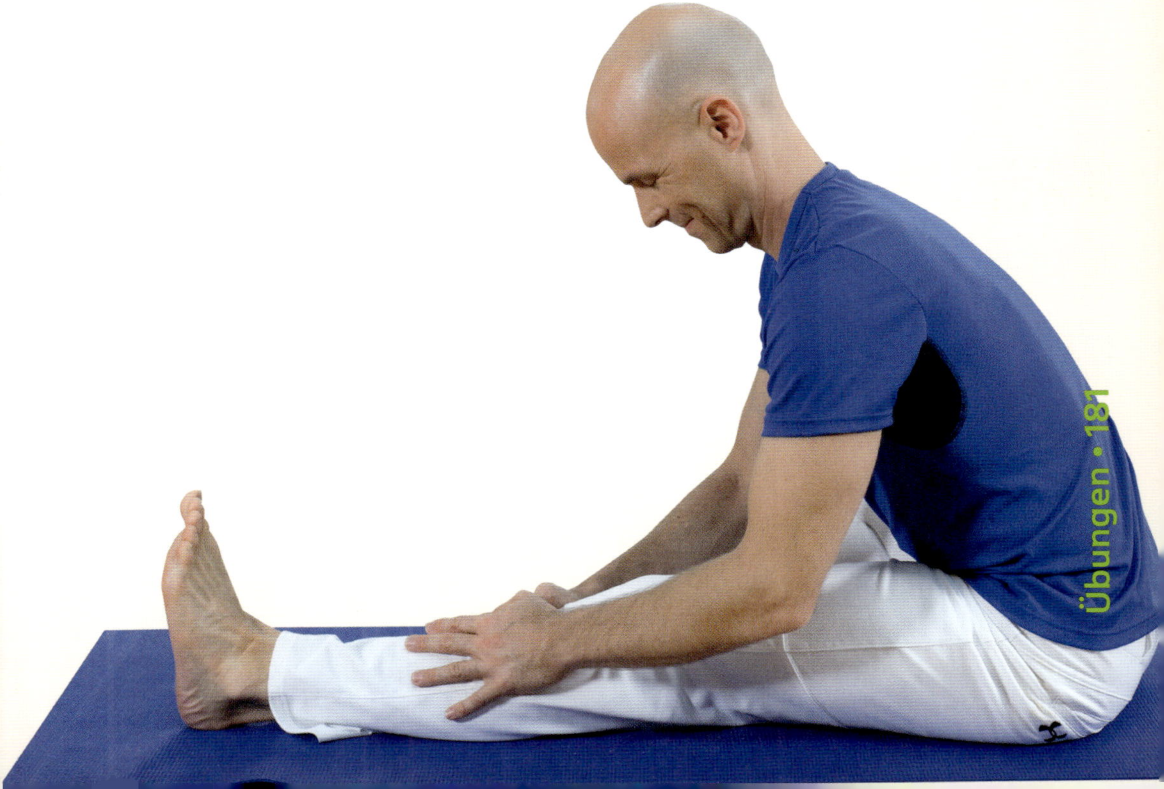

Übung 5

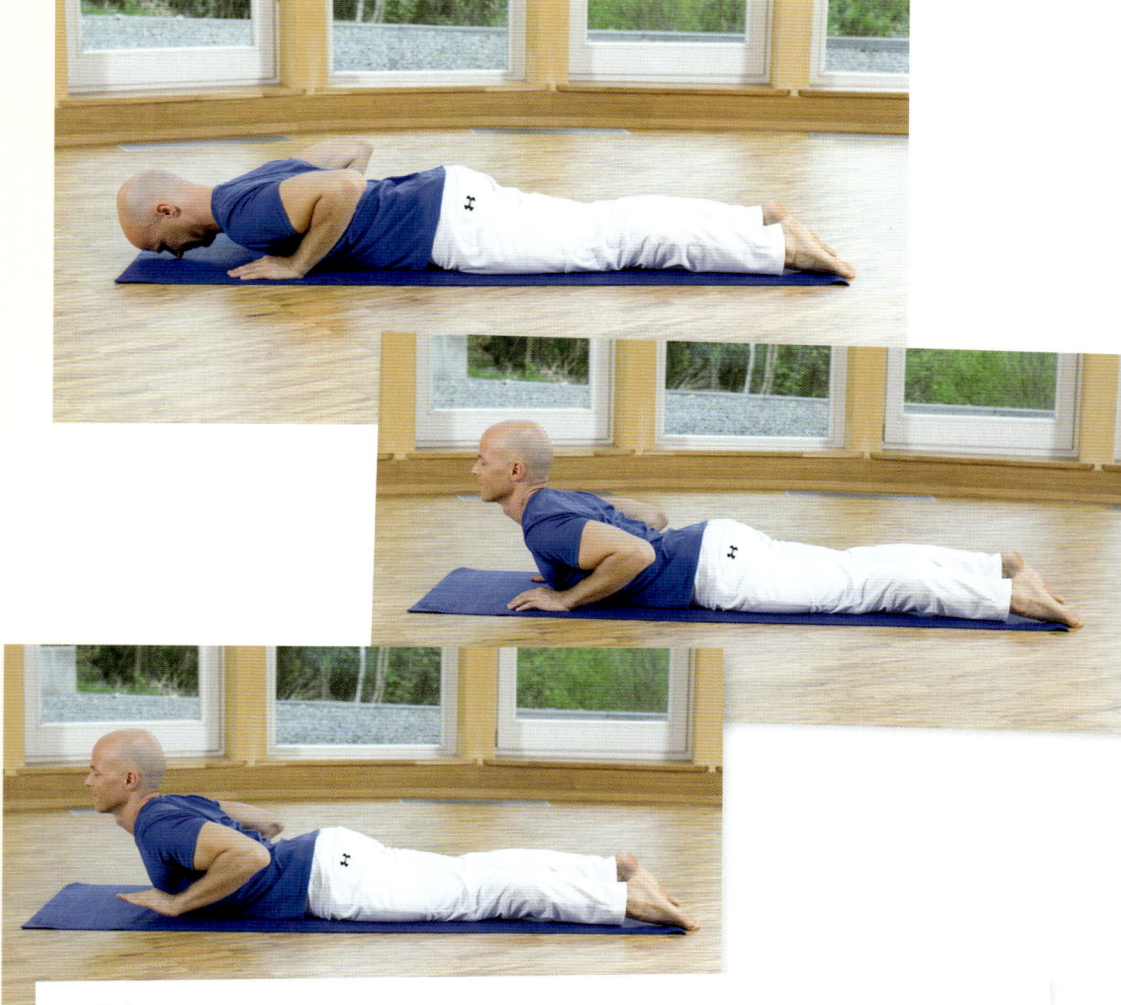

01

 * Lege dich auf den Bauch und lege die Hände unter den
   Schultern ab. Die Stirn liegt am Boden.

02

 * Drücke das Schambein in den Boden und rolle den Kopf
   langsam hoch.

03

 * Hebe die Hände leicht vom Boden an.
 * Komme aus der Stellung und wiederhole die Übung noch 1-mal.

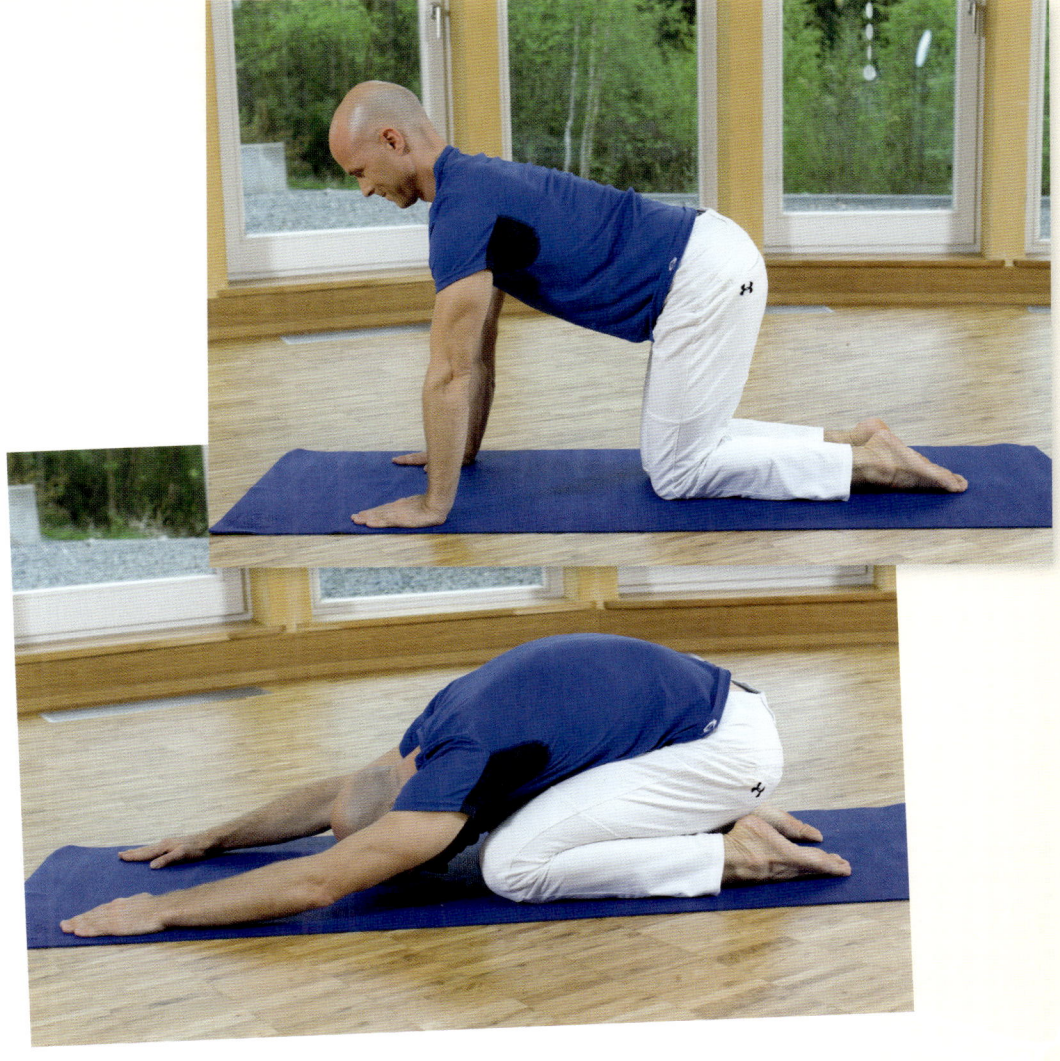

Übung 6

01

* Komme in die Tischstellung und schließe die Beine.

02

* Lasse dich langsam in Richtung Fersen sinken. Wenn möglich, setze dich auf die Fersen und lege die Stirn am Boden ab.
* Spüre die Dehnung im Rücken.
* Rolle dich langsam auf und beende die Trainingseinheit.

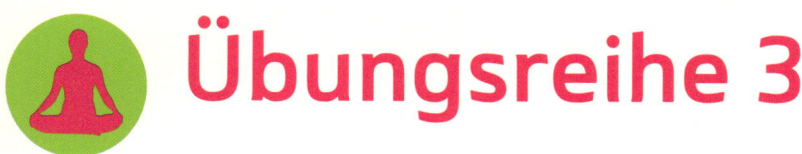

Übungsreihe 3

Übung 1

01

- Stelle dich mit geschlossenen Beinen hin. Senke das Steißbein etwas, sodass das Becken leicht nach hinten rollt.
- Oberkörper, Schultern und Arme sind entspannt.

02

- Presse die Hände vor der Brust zusammen und spüre, wie sich die Brustmuskulatur anspannt.

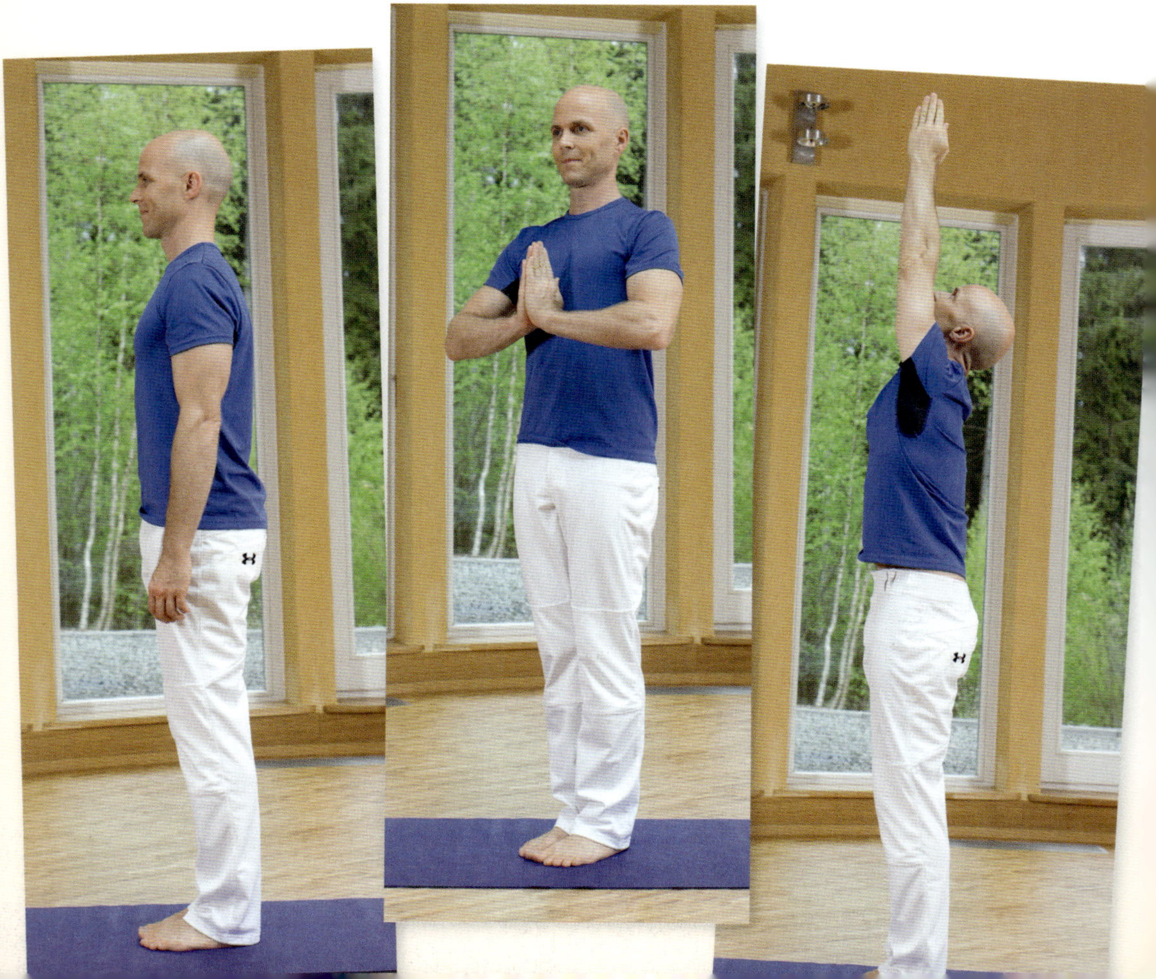

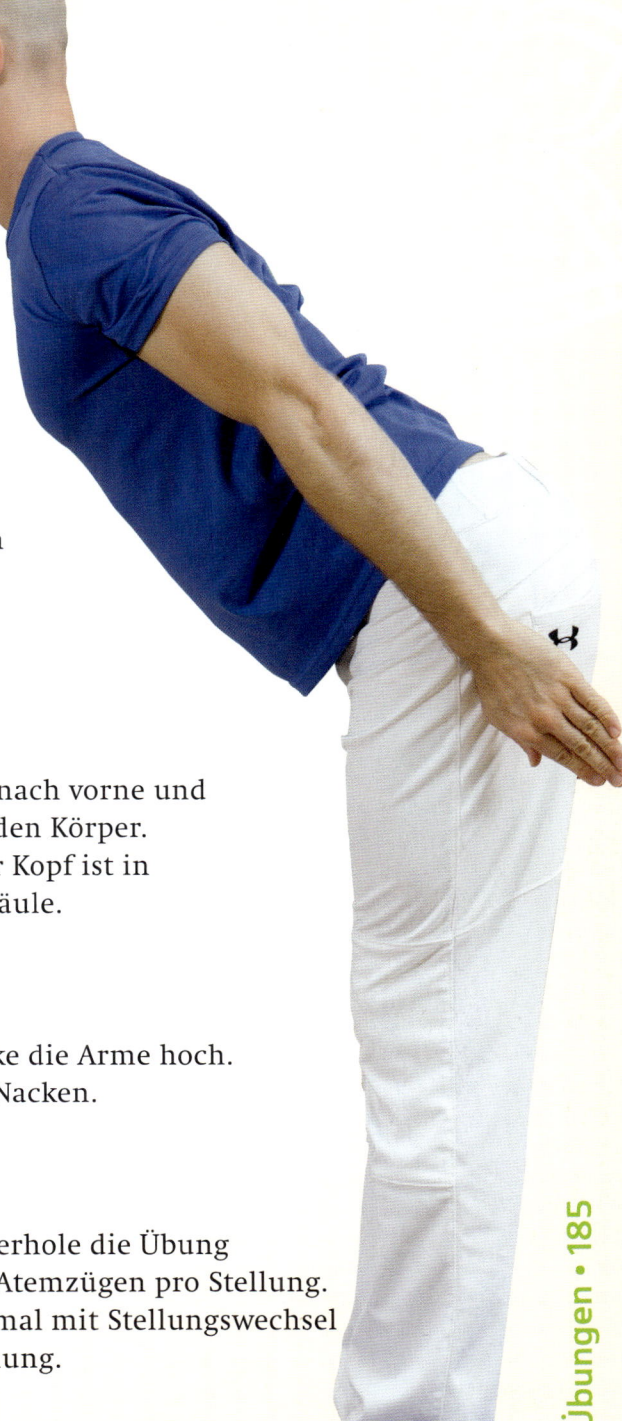

03

- Strecke die Arme über
  den Kopf, die Handflächen
  bleiben aufeinander.
- Rolle den Kopf in den
  Nacken.

04

- Beuge dich aus der Hüfte nach vorne und
  lege die Arme seitlich an den Körper.
- Der Rücken ist gerade, der Kopf ist in
  Verlängerung der Wirbelsäule.

05

- Richte dich auf und strecke die Arme hoch.
- Rolle deinen Kopf in den Nacken.

06

- Senke die Arme und wiederhole die Übung
  2- bis 3-mal mit je 1 bis 2 Atemzügen pro Stellung.
- Dann wiederhole 2- bis 3-mal mit Stellungswechsel
  bei jeder Ein- und Ausatmung.

Übung 2

01

- ◆ Stelle die Beine etwa schulterbreit auseinander. Strecke die Arme über den
  Kopf und lege die Handflächen aufeinander.
- ◆ Strecke dich mit der Einatmung so
  hoch wie möglich.

02

- ◆ Beuge dich mit der Ausatmung
  sanft nach links.
- ◆ Achte darauf, dass sich der
  Oberkörper nicht nach vorne
  dreht.
- ◆ Einatmen, komme wieder
  hoch und
  beuge dich mit der Ausatmung nach rechts.
- ◆ Wiederhole noch 2-mal
  auf jeder Seite.
- ◆ Achte darauf, dass sich
  der Oberkörper nicht
  nach vorne dreht.
- ◆ Einatmen, komme
  wieder hoch und beuge
  dich mit der Ausatmung
  nach rechts.
- ◆ Wiederhole noch 2-mal
  auf jeder Seite.

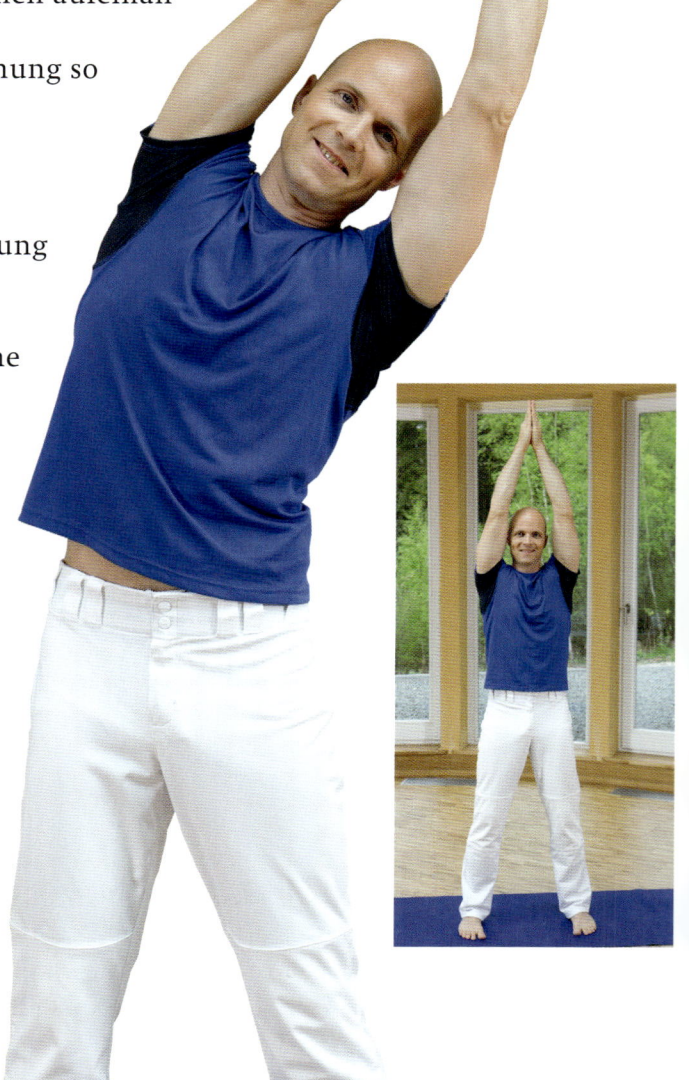

Übung 3

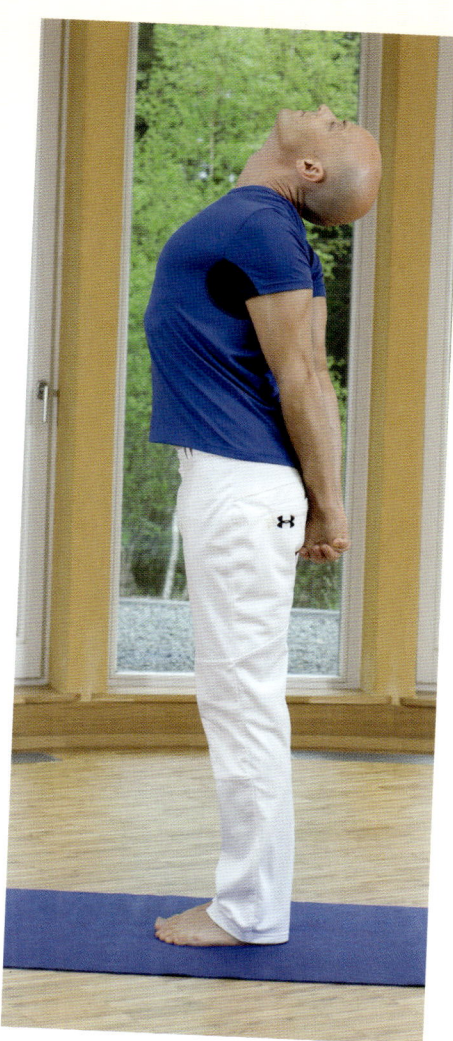

01

- ◆ Schließe die Beine und verschränke die Hände hinter dem Rücken.
- ◆ Spanne das Gesäß an. Rolle das Becken leicht nach hinten, sodass sich das Steißbein senkt.
- ◆ Einatmen, rolle den Kopf leicht in den Nacken und ziehe die Hände nach unten. Versuche, gleichzeitig das Brustbein zu heben, sodass sich der Brustkorb weitet.
- ◆ Richte dich mit der Einatmung wieder auf und wiederhole die Übung noch 1-mal.

02

- Stelle dich mit gestreckten Beinen hin und lege die Hände auf die Oberschenkel. Hebe das Steißbein leicht an, als ob du in ein Hohlkreuz gehen wolltest.
- Mit der Ausatmung beuge dich nach vorne und gleite mit den Händen nach unten. Achte darauf, dass die Beine gestreckt bleiben.
- Bei dieser Übung ist es nicht so wichtig, den Rücken gerade zu halten. Gehe nur so weit, dass du eine Dehnung in der Rückseite der Beine spürst, aber keinen Druck im unteren Rücken erzeugst.
- Wenn nötig, stütze dich auf den Beinen ab.

03

- Beuge die Beine leicht und rolle dich mit der Einatmung wieder nach oben.

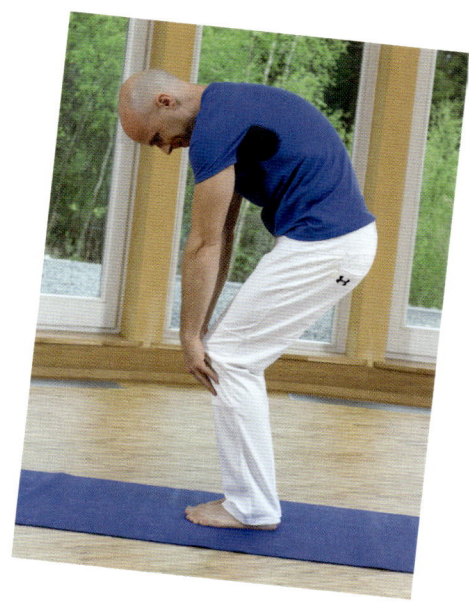

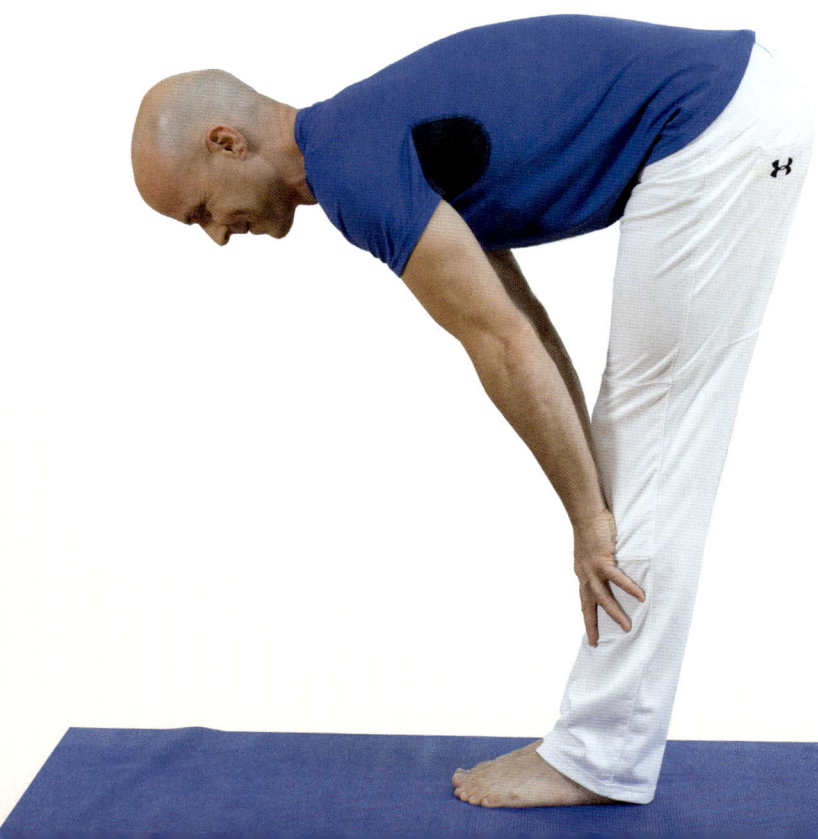

Übung 4

01

- Stelle die Beine schulterbreit auseinander.
- Strecke die Arme seitlich auf Schulterhöhe aus.

02

- Drehe dich mit der Ausatmung nach links und stelle dir dabei vor, dass die linke Schulter die Bewegung führt. Der Kopf dreht nur leicht mit, sodass keine Spannung im Nacken entsteht.
- Wiederhole die Übung auf der anderen Seite.
- Versuche, die Wirbelsäule möglichst aufrecht zu halten.
- Komme aus der Stellung und beende die Trainingseinheit.

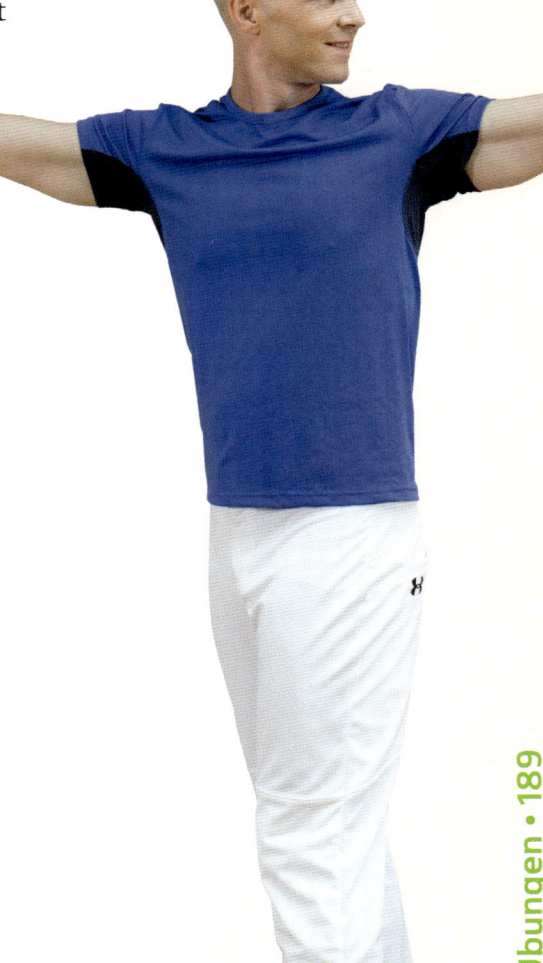

LOGI-Methode

Gesundheit

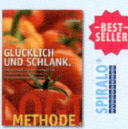

Glücklich und schlank.
Mit viel Eiweiß und dem richtigen Fett.
Das komplette LOGI-Basiswissen.
Mit umfangreichem Rezeptteil.
Dr. Nicolai Worm
978-3-942772-96-9 **19,99 €**

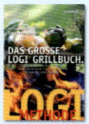

Das große LOGI-Grillbuch.
120 heiß geliebte Grillrezepte
rund um Gemüse, Fisch und Fleisch.
Ein Fest für LOGI-Freunde.
Heike Lemberger | Franca Mangiameli
978-3-942772-12-9 **18,00 €**

NEU

Eiweiß-Guide.
Tabellen mit über 500 Lebensmitteln
bewertet nach ihrem Eiweißgehalt
und ausgewählten Aminosäuren.
Franca Mangiameli | Heike Lemberger
978-3-942772-64-8 **9,99 €**

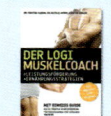

Der LOGI-Muskel-Coach.
Die ultimative Sporternährung für
Muskelaufbau und Ausdauertraining.
Dr. Torsten Albers | Dr. Nicolai Worm
Kirsten Segler
978-3-942772-13-6 **19,99 €**

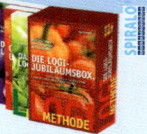

Die LOGI-Jubiläumsbox.
10 erfolgreiche, glückliche und schlanke
Jahre mit der LOGI-Methode.
Enthält DIE drei Standardwerke rund um
die LOGI-Methode zum Jubiläumspreis.
· Glücklich und schlank.
· Das große LOGI-Kochbuch.
· Das neue große LOGI-Kochbuch.
Dr. Nicolai Worm | Franca Mangiameli
Heike Lemberger
978-3-927372-68-9 **50,00 €**
(erhältlich solange der Vorrat reicht)

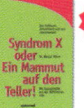

Syndrom X oder Ein Mammut auf den Teller!
Mit Steinzeitdiät aus der Wohlstandsfalle.
Dr. Nicolai Worm
978-3-927372-23-8 **19,90 €**

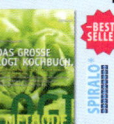

Das große LOGI-Kochbuch.
120 raffinierte Rezepte zur Ernährungs-
revolution von Dr. Nicolai Worm.
Mit exklusiven LOGI-Kompositionen
der Spitzenköche Alfons Schuhbeck,
Vincent Klink, Ralf Zacherl, Christian
Henze und Andreas Gerlach.
Franca Mangiameli
978-3-942772-79-2 **19,99 €**

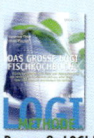

Das große LOGI-Fischkochbuch.
Köstliche Gerichte mit Fisch und Meeres-
früchten aus heimischen Gewässern und
aus aller Welt.
Susanne Thiel | Anna Fischer
978-3-942772-07-5 **19,99 €**

Fett Guide.
Wie viel Fett ist gesund? Welches
Fett wofür? Tabellen mit über 500
Lebensmitteln, bewertet nach ihrem
Fettgehalt und ihrer Fettqualität.
Heike Lemberger
Ulrike Gonder | Dr. Nicolai Worm
978-3-942772-09-9 **9,99 €**

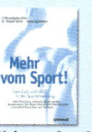

**Mehr vom Sport!
Low-Carb und LOGI in der Sporternährung.**
Unter Mitwirkung zahlreicher
Spitzensportler: Boxweltmeister Felix
Sturm, Schwimmprofi Mark Warnecke,
Leichtathlet Danny Ecker und viele mehr.
Clifford Opoku-Afari | Dr. Nicolai Worm
Heike Lemberger
978-3-927372-41-2 **19,95 €**

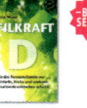

Heilkraft D.
Wie das Sonnenvitamin vor Herz-
infarkt, Krebs und anderen Zivilisations-
krankheiten schützt.
Dr. Nicolai Worm
978-3-927372-47-4 **15,95 €**

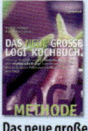

Das neue große LOGI-Kochbuch.
120 neue Rezepte – auch für Desserts,
Backwaren und vegetarische Küche.
Jede Menge LOGI-Tricks und die klügsten
Alternativen zu Pizza, Pommes und Pasta.
Franca Mangiameli | Heike Lemberger
978-3-942772-88-4 **19,99 €**

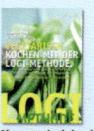

Vegetarisch kochen mit der LOGI-Methode.
LOGI ohne Fisch und Fleisch?
Na klar! 80 innovative und kreative
LOGI-Veggie-Rezepte.
Wenige Kohlenhydrate – glutenfrei!
Susanne Thiel | Dr. Nicolai Worm
978-3-927372-80-1 **19,95 €**

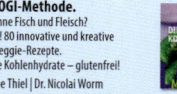

LOGI-Guide.
Tabellen mit über 500 Lebensmitteln,
bewertet nach ihrem glykämischen Index
und ihrer glykämischen Last.
Franca Mangiameli
Dr. Nicolai Worm | Andra Knauer
978-3-942772-02-0 **6,99 €**

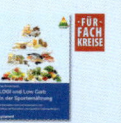

Noch mehr LOGI.
Die LOGI-Fisch-, -Back- und -Grillbox.
Über 400 raffinierte Rezepte.
Die Box beinhaltet:
· das große LOGI-Fischkochbuch
· das große LOGI-Grillbuch,
· das große LOGI-Back- und -Dessertbuch
Heike Lemberger | Franca Mangiameli
Susanne Thiel | Anna Fischer
978-3-927372-48-8 **45,00 €**
(erhältlich solange der Vorrat reicht)

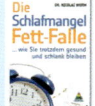

Die Schlafmangel-Fett-Falle.
… wie Sie trotzdem gesund und schlank
bleiben.
Dr. Nicolai Worm
978-3-927372-94-8 **7,50 €** ~~14,95 €~~

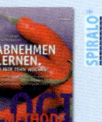

Abnehmen lernen. In nur zehn Wochen!
Das intelligente LOGI-Power-Programm
zur dauerhaften Gewichtsreduktion.
Mit diesem Tagebuch werden Sie Ihr
eigener LOGI-Coach!
Heike Lemberger | Franca Mangiameli
978-3-942772-59-4 **18,99 €**

Leicht abnehmen! Geheimrezept Eiweiß.
Gewicht verlieren mit Eiweiß und
Formula-Mahlzeiten. Und dann:
gesund und schlank auf Dauer mit LOGI.
Dr. Hardy Walle | Dr. Nicolai Worm
978-3-95814-009-7 **19,99 €**

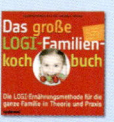

Das große LOGI-Familien-kochbuch.
Die LOGI-Ernährungsmethode für die
ganze Familie in Theorie und Praxis.
Mit 100 tollen Rezepten, die auch Kindern
schmecken.
Marianne Botta | Dr. Nicolai Worm
978-3-927372-96-2 **19,99 €**

Bauch, Beine, Po – das LOGI-Workout für Frauen. (DVD)
Inklusive ausführlichem Booklet.
Matthias Maier | Dr. Nicolai Worm
978-3-927372-98-6 **14,95 €**

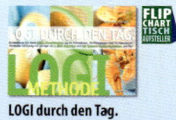

LOGI durch den Tag.
Kombinieren Sie Ihren LOGI-Abnehmplan
aus 50 Frühstücken, 50 Mittagessen
und 50 Abendessen. Maximale Sättigung
mit weniger als 1.600 Kalorien
und 80 Gramm Kohlenhydraten pro Tag!
Franca Mangiameli
978-3-95814-007-3 **24,99 €**

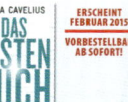

Das Fastenbuch.
18 Kuren für alle Gelegenheiten.
Anna Cavelius
978-3-927372-85-6 **19,99 €**

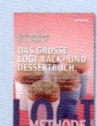

Das große LOGI-Back- und Dessertbuch.
Über 100 raffinierte Dessertrezepte,
die Sie niemals für möglich gehalten
hätten. So macht Leben nach LOGI
noch mehr Spaß!
Mit ausführlichem Stevia-Extrakapitel.
Franca Mangiameli | Heike Lemberger
978-3-927372-66-5 **19,95 €**

Leicht abnehmen! Das Rezeptbuch.
Gewicht verlieren mit Eiweiß und Formula-
Mahlzeiten. Und für danach: 70 einfache
und abwechslungsreiche LOGI-Rezepte.
Dr. Hardy Walle
978-3-927372-40-5 **12,95 €**

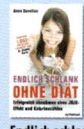

Endlich schlank ohne Diät.
Erfolgreich abnehmen ohne Jo-Jo-Effekt
und Kalorienzählen - nach dem
LOGI-Erfolgsprinzip von Dr. Nicolai Worm.
Anna Cavelius
978-3-942772-10-5 **9,99 €**

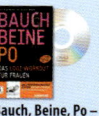

LOGI im Alltag, in der Praxis und in der Klinik.
Andra Knauer
978-3-942772-31-0 **8,99 €**

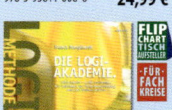

Die LOGI-Akademie.
LOGI lehren – LOGI verstehen.
Ein Leitfaden zur Patientenschulung
zum Selbststudium.
Franca Mangiameli
978-3-927372-59-7 **48,00 €**

**ERSCHEINT FEBRUAR 2015
VORBESTELLBAR AB SOFORT!**

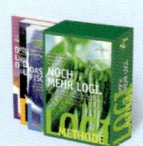

Das große LOGI-Familien-kochbuch. —

LOGI und Low Carb in der Sporternährung.
Glykämischer Index und glykämische
Last – Einfluss auf Gesundheit
und körperliche Leistungsfähigkeit.
Jan Prinzhausen
978-3-927372-30-6 **24,90 €**

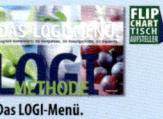

Das LOGI-Menü.
Logisch kombiniert: 50 Vorspeisen,
50 Hauptgerichte, 50 Desserts.
Franca Mangiameli
978-3-95814-006-6 **24,99 €**

NEU

Campus Food.
Vegane Studentenküche.
Anne Bühring | Kurt-Michael Westermann
978-3-942772-21-1 **16,99 €**

***Seit Juli 2014 erscheinen unsere beliebten LOGI-Kochbücher in der praktischen verdeckten Spiralbindung.**

Die LOGI-Kochkarten.
Die besten LOGI-Rezepte.
Einfallsreich, einfach, preiswert.
978-3-942772-54-9 **17,99 €**

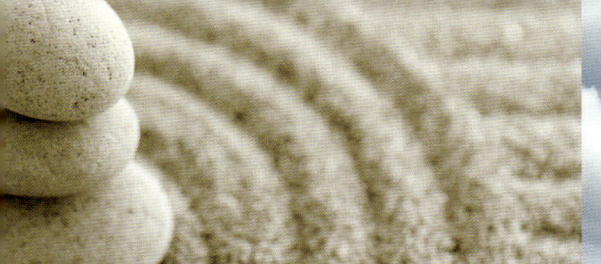
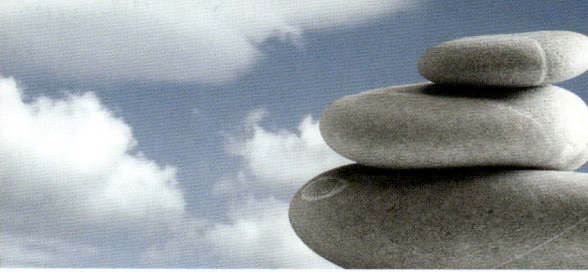

Yoga & Achtsamkeit

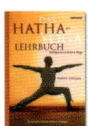

Das Hatha Yoga Lehrbuch.
Sampoorna Hatha Yoga, Perfektion in Bewegung. Die 150 schönsten Übungen.
Marcel Anders-Hoepgen
978-3-927372-53-5 **29,95 €**

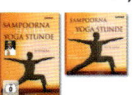

Sampoorna Hatha Yoga Stunde. (DVD)
Stufe 1
Marcel Anders-Hoepgen
978-3-927372-64-1 **17,95 €**

Sampoorna Hatha Yoga Stunde. (CD)
Stufe 1
Marcel Anders-Hoepgen
978-3-927372-65-8 **14,95 €**

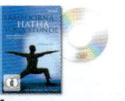

Sampoorna Hatha Yoga Stunde. (DVD)
Leichte Mittelstufe
Schwerpunkt: Dehnung der Hüften
Marcel Anders-Hoepgen
978-3-942772-04-4 **17,95 €**

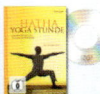

Hatha Yoga Stunde. (DVD)
Leichte Mittelstufe
Schwerpunkt: Kraftaufbau
Marcel Anders-Hoepgen
978-3-927372-84-9 **17,99 €**

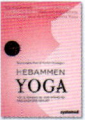

Hebammen Yoga.
Übungen zur Geburtsvorbereitung und Rückbildung. *Inkl. Mantra-Audio-CD.*
Marcel Anders-Hoepgen
978-3-927372-99-3 ~~19,90 €~~ **9,00 €**

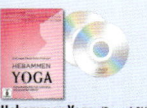

Hebammen Yoga. (Doppel-DVD)
Übungen zur Geburtsvorbereitung und Rückbildung.
Marcel Anders-Hoepgen
978-3-942772-03-7 **16,95 €**

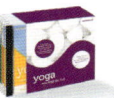

Yoga von Kopf bis Fuß.
5-Minuten-Übungen aus dem Sampoorna Hatha Yoga.
Die Box beinhaltet:
· Augenentspannung (CD)
· Gleichgewicht (CD)
· Nackenentspannung (CD)
· Oberen Rücken stärken (CD)
· Unteren Rücken stärken (CD)
· Bauchmuskulatur stärken (CD)
Marcel Anders-Hoepgen

978-3-942772-45-7 **30,00 €**
(erhältlich solange der Vorrat reicht)

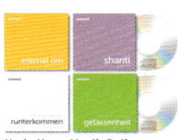

Nada-Yoga-Musik-Reihe.
Marcel Anders-Hoepgen
Eternal OM (CD)
978-3-942772-16-7 **12,99 €**
Shanti (CD)
978-3-942772-29-7 **12,99 €**
Runterkommen (CD)
978-3-942772-17-4 **12,99 €**
Gelassenheit (CD)
978-3-942772-15-0 **12,99 €**

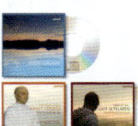

Marcel Anders-Hoepgen
Besser schlafen. (CD)
Entspannung für die Nacht.
978-3-942772-25-9 **12,99 €**
Gut schlafen. (CD)
Entspannung für die Nacht.
978-3-927372-62-7 **9,95 €**
Kraft tanken. (CD)
Entspannung für den Tag.
978-3-927372-61-0 **9,95 €**

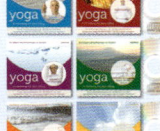

Marcel Anders-Hoepgen
Augenentspannung (CD)
978-3-927372-71-9 **8,95 €**
Gleichgewicht (CD)
978-3-927372-72-6 **8,95 €**
Nackenentspannung (CD)
978-3-927372-70-2 **8,95 €**
Oberen Rücken stärken (CD)
978-3-927372-73-3 **8,95 €**
Unteren Rücken stärken (CD)
978-3-927372-74-0 **8,95 €**
Bauchmuskulatur stärken (CD)
978-3-927372-75-7 **8,95 €**

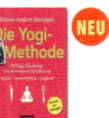 **NEU**

Die Yogi-Methode.
30-Tage-Challenge zur achtsamen Ernährung.
Vegan – ayurvedisch – yogisch.
Marcel Anders-Hoepgen
978-3-942772-69-3 **19,99 €**

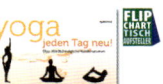 **FLIP CHART TISCH AUFSTELLER**

Yoga: Jeden Tag neu!
Über 100.000 mögliche Kombinationen für Übungseinheiten à 5 bis 10 Minuten.
Marcel Anders-Hoepgen
978-3-927372-69-6 **28,00 €**

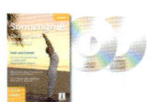

Sonnengruß, Teil 1. (DVD + CD)
Das perfekte Workout.
Marcel Anders-Hoepgen
978-3-927372-77-1 **16,95 €**

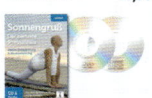

Sonnengruß, Teil 2. (DVD + CD)
Der perfekte Stressabbau.
Marcel Anders-Hoepgen
978-3-927372-97-9 **16,95 €**

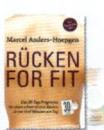

Rücken for fit.
Das 30-Tage-Programm für einen schmerzfreien Rücken in nur fünf Minuten pro Tag.
Inklusive Übungs-DVD.
Marcel Anders-Hoepgen
978-3-942772-53-2 **19,99 €**

 NEU

Anti-Stress-Yoga.
Kartenbox mit 56 Asanas und 18 Rezepten.
Petra Orzech
978-3-942772-85-3 **14,99 €**

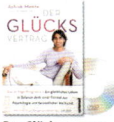

Der Glücksvertrag
Das 21-Tage-Programm. Ein glückliches Leben in Balance dank einer Formel aus Psychologie und fernöstlicher Heilkunst.
Inklusive DVD.
Ashish Mehta | Gela Brüggemann
978-3-942772-14-3 **19,99 €**

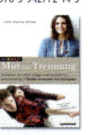

Mut zur Trennung.
Plädoyer für eine mutige und produktive Entscheidung – Kinder brauchen Aufrichtigkeit.
Jutta Martha Beiner
978-3-942772-47-1 **15,99 €**

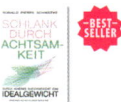 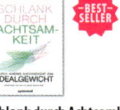 **BESTSELLER**

Schlank durch Achtsamkeit.
Durch inneres Gleichgewicht zum Idealgewicht.
Ronald Pierre Schweppe
978-3-942772-90-7 **14,99 €**

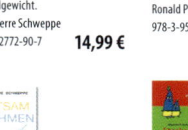

Achtsam abnehmen.
33 Methoden für jeden Tag.
Ronald Pierre Schweppe
978-3-942772-99-0 **12,99 €**

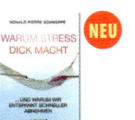 **NEU**

Warum Stress dick macht
… und warum wir entspannt schneller abnehmen.
Ronald Pierre Schweppe
978-3-942772-51-8 **12,99 €**

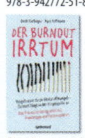

Der Burnout-Irrtum
Ausgebrannt durch Vitalstoffmangel – Burnout fängt in der Körperzelle an! Das Präventionsprogramm mit Praxistipps und Fallbeispielen.
Uschi Eichinger | Kyra Hoffmann
978-3-942772-06-8 **19,99 €**

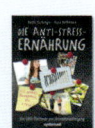 **ERSCHEINT NOVEMBER 2014 VORBESTELLBAR AB SOFORT!**

Die Anti-Stress-Ernährung.
Die LOGI-Methode zur Stressbewältigung.
Uschi Eichinger | Kyra Hoffmann
978-3-942772-67-9 **19,99 €**

 ERSCHEINT FRÜHJAHR 2015 VORBESTELLBAR AB SOFORT!

Glückliche Kinder.
Erziehung in Liebe & Achtsamkeit.
Aus der Reihe »mitGefühl«
Ronald Pierre Schweppe
978-3-95814-000-4 **7,99 €**

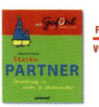 **ERSCHEINT FRÜHJAHR 2015 VORBESTELLBAR AB SOFORT!**

Starke Partner.
Beziehung in Liebe & Achtsamkeit.
Aus der Reihe »mitGefühl«
Aljoscha Long
978-3-95814-001-1 **7,99 €**

ERSCHEINT FRÜHJAHR 2015 VORBESTELLBAR AB SOFORT!

Dauerhaft schlank.
Ernährung mit Liebe & Achtsamkeit.
Aus der Reihe »mitGefühl«
Dr. Julia Bollwein
978-3-95814-002-8 **7,99 €**

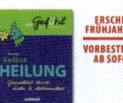 **ERSCHEINT FRÜHJAHR 2015 VORBESTELLBAR AB SOFORT!**

Selbstheilung.
Gesundheit durch Liebe & Achtsamkeit.
Aus der Reihe »mitGefühl«
Fei Long
978-3-95814-003-5 **7,99 €**

systemed Verlag
Kastanienstraße 10
D-44534 Lünen
Telefon 02306 63934
Telefax 02306 61460
www.systemed.de
faltin@systemed.de

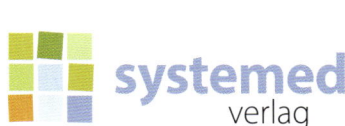

Bildnachweise:

Fotografie und Foodstyling: Tanja Bischof, Geiselhöring

S.9 Nüsse: Magone; thinkstock

S.11 Yogapose: IvanMikhaylov; thinkstock

S.13 Gemüse: monticelllo; thinkstock

S.14 Frau am Strand: Digital Vision;thinkstock

S.18 Blume: Wavebreakmedia Ltd; thinkstock

S.23 Kartoffeln: Jupiterimages; thinkstock

S.37 Meditation: SolisImages;thinkstock

S.44 Ingwer: chengyuzheng; thinkstock

S.56 Quinoa: Maya Kovacheva Photography; thinkstock

S.61 Limetten: bonchan; thinkstock

S.80 Banane: Eivaisl; thinkstock

S.85 Avocado: merznatalia; thinkstock

S.90 Grünkohl: Karaidel; thinkstock

S.105 Basilikum: Nikolay Trubnikov; thinkstock

S.113 Karotte: rimglow;thinkstock

S.125 Spaghettikürbis: ingimage.com

S.137 Blaubeeren: tanjichica7; thinkstock

S.138 Petersilie: hawk111; thinkstock

S.145 Paprika: photomaru; thinkstock

S.148 Rucola: a_Taiga; thinkstock

S.153 Gewürtze: atm2003; thinkstock

S.161 Zucchini: Anton Ignatenco; thinkstock

S.164 Currypulver: HandmadePictures; thinkstock

Impressum:

© 2014 systemed Verlag, Lünen. Alle Rechte vorbehalten. Nachdruck, auch auszugsweise, sowie Verbreitung durch Film, Funk und Fernsehen, durch fotomechanische Wiedergabe, Tonträger und Datenverarbeitungssysteme jeglicher Art nur mit schriftlicher Genehmigung des Verlages.

ISBN 978-3-942772-69-3

Fotografie und Foodstyling: Tanja Bischof, Geiselhöring

Redaktion: systemed Verlag, Lünen

Lektorat: Ann-Kathrin Kunz, München

Druck: Werbedruck GmbH Horst Schreckhase

Umschlaggestaltung: Hauptmann & Kompanie Werbeagentur, Zürich

Satz: Guter Punkt, München

1. Auflage